高等医药院校系列教材

实验诊断学实验指导

主　编　张朝霞　张　琼

副主编　黄艳春　季　萍

编　者　(按姓氏笔画排序)

李　巍　余莉华　张　琼

张　伟　张朝霞　季　萍

黄艳春　曹　玲　薛　黎

科 学 出 版 社

北　京

内 容 简 介

　　实验诊断实习课是实验诊断学的重要组成部分,一方面通过实习,学习有关检验的操作方法,熟悉或了解其基本原理、技术。另一方面掌握标本的采集运输、项目选择、参考值及临床意义。本书内容包括:实验要求、基本实验技能、血液检验、止血与凝血障碍检查、尿液常规检验、粪便检验、体液及分泌物检验、免疫学检验、微生物学检验、生物化学检验。

　　本书供临床医学专业学生实验诊断学课程见习时使用。

图书在版编目(CIP)数据

实验诊断学实验指导/张朝霞,张琼主编.—北京:科学出版社,2006

ISBN　978-7-03-017907-4

Ⅰ.实…　Ⅱ.①张…②张…　Ⅲ.实验室诊断-医学院校-教学参考资料

Ⅳ.R446

中国版本图书馆 CIP 数据核字(2006)第 100888 号

责任编辑:夏　宇　李国红/责任校对:刘亚琦

责任印制:吴兆东/封面设计:黄　超

科 学 出 版 社 出版

北京东黄城根北街 16 号

邮政编码:100717

http://www.sciencep.com

北京厚诚则铭印刷科技有限公司印刷

科学出版社发行　各地新华书店经销

*

2006 年 8 月第　一　版　　开本:720×1000　1/16

2025 年 1 月第二十次印刷　　印张:5 1/2　插页:8

字数:100 000

定价:32.00 元

(如有印装质量问题,我社负责调换)

前　　言

　　诊断学为我国高等医学院校本科生的必修课之一,是由基础医学过渡到临床医学的一门十分重要的课程。实验诊断学(laboatoty diagnosis)是诊断学的一部分,是基础医学向临床医学过渡的一门桥梁学科。

　　近年来,医学检验技术飞速发展,检验工作已实现自动化、快速化、微量化。陈文彬、潘祥林主编的普通高等教育"十五"国家级规划教材《诊断学》第 6 版,在实验诊断学部分的内容上做了大量的改革,摒弃了临床上已少用或不用的项目,介绍了目前医学检验中的新进展,并强调学生掌握实验项目的选用原则及检验结果的评价,以达到学习内容与临床实践相结合的目的。本教材的编写原则和指导思想与《诊断学》第 6 版中的实验诊断学内容相同。本教材可供高等医学院校专升本、五年制和七年制学生实习时使用。本书编写中强调了理论与实践相结合,使学生通过有关检验的操作,了解检验的基本技术,进一步理解课堂教学内容,达到理论联系实际的目的,注重培养学生实践能力和思维能力。因而,本教材突出了实践性、实用性、启发性和先进性。本教材在内容上分为十个章节,即实验要求、基本实验技能、血液一般检验、止血与凝血障碍检查、尿液常规检验、粪便检验、体液及分泌物检查、免疫学检验、微生物学检验、生物化学检验,同时为配套各章实验精选了思考题。

　　本教材的编写时间紧促,参考了市面上兄弟院校主编的相关实验诊断学实习教材,在此向他们表示感谢。另外,本书疏误之处在所难免,请广大师生和读者不吝赐教,惠予指正。

编　者

2006 年 6 月

目　　录

第一章 实 验 要 求

一、学生实验须知

1. 实验前的准备

（1）必须预习了解每次实习的目的要求、实习内容及有关的操作方法。

（2）按规定手续领取检查仪器，并了解其使用方法。

（3）操作开始前细心听取教师关于该次实习的一切讲解。

2. 实验过程要求

（1）实验时要穿白工作衣,带好一次性防护手套。

（2）要保持室内安静,遵守课堂纪律,不得高声谈笑或随便走动。

（3）一切操作均应严肃认真,按规定进行,实验结果的判断及记录,必须实事求是。

（4）爱护仪器,在了解仪器性能和操作规程之前,不得贸然使用,更不可擅自拆卸或将部件带出室外。实验过程中,如发现仪器损坏或运转异常,应立即报告带课老师来妥善处理。

3. 实验后的要求

（1）讨论与填写实验报告。

（2）认真做好整洁。仪器清洁,整理及擦净桌面,污物集中入医用垃圾容器中,洗手,经教师检查同意后方可离开。

（3）学生应轮流值日,负责实验室的卫生和安全,并协助教师从事一些服务性工作。

4. 显微镜使用后注意事项

（1）使用显微镜后应特别注意保持清洁。

（2）清洁目镜、物镜、反光镜、聚光镜等,注意只能用拭镜纸小心轻拭,或蘸上乙醚拭去油质,再用专用擦镜纸擦净,禁止用纱布、棉花等用力拭擦,以免擦花镜片。

（3）将镜清洁后,检查有无缺损,请辅导教师检查后,将镜头旋转成"八字",然后旋下镜筒,把镜放回镜柜中。

（4）搬移显微镜时,要用右手握住镜座,左手托住镜座,一定要用两手操作。

二、安 全 措 施

1. 进入实验室必须穿实验工作服,实验结束要消毒洗手。

2. 实验室内易燃易爆物品应远离火源。低沸点的有机溶剂,不得在火焰上直接加热,必须加热时,可在水浴中进行。

3. 使用电器设备要严防触电。切忌用湿手触摸电器。发现仪器漏电时,立即报告并停止使用。当发生触电事故时,应立即关闭电源,并用干木棍将导线挑离被电者身体。对呼吸停止者,应立即进行人工呼吸,并及时送医院抢救。

4. 强酸、强碱液体或剧毒液体,不得用口经吸量管吸取,必须使用橡皮球,如不慎吸入口内或沾及皮肤,应立即用清水多次漱口或局部冲洗。若为强碱灼伤,清洗后可用 5% 硼酸溶液清洗;若为强酸灼伤,水洗后可用 5% 碳酸氢钠溶液清洗。严重灼伤者,应立即将残留在身体上的液体轻轻冲洗后,送医务部门处理。

5. 用后的浓酸、浓碱残液,应倒入指定的容器。不要直接倒入水池内,以免蚀损水管;若少量残液已倒入池内,应立即放水冲稀流走。

6. 遇到着火,不要惊惶失措,要立即切断火源和电源,搬走易燃物品,同时立即报告指导老师进行紧急处理,严防火势蔓延;若火势蔓延,应立即报警。衣服着火,切忌惊慌奔跑,可用衣服包裹身体或就地翻滚,借以绝氧灭火。

三、实 验 报 告

实验结束后,应及时整理和总结实验结果,写出实验报告。按照实验诊断学实验内容可分为定性和定量结果两大类,实验报告的格式:

(1) 实验序号,实验名称。

(2) 目的和要求。

(3) 内容与原理。

(4) 主要仪器及试剂配制。

(5) 操作方法与实验步骤。

(6) 结果与讨论。

(7) 解答思考题。

(张朝霞　黄艳春)

第二章 基本实验技能

实验一 常用玻璃仪器的清洗

一、常用清洗液及配制法

1. 肥皂水、合成洗涤剂、洗衣粉、去污粉是最常用的洗涤剂,它们的特点是使用方便、去污力好。使用时配制成1%~2%的温水溶液,直接用毛刷刷洗,即可除去一般玻璃仪器的污物。

2. 重铬酸钾清洁液是重铬酸钾:硫酸:水按常用配比1:1:10或1:2:8配成。先称取重铬酸钾,按上述比例加水溶解(必要时可加热),将重铬酸钾水溶液放在一个大瓷缸内(足以装下配成的全部洗液),然后取浓硫酸缓缓加入上述溶液中,并边加边搅拌,如发现升温过高可再减慢加硫酸的速度(注意:决不可将上述水溶液往浓硫酸里加,以免发生危险)。

3. 5%磷酸三钠液:称取磷酸三钠($Na_3PO_4 \cdot 12H_2O$)50g,加1000ml 蒸馏水溶解,该溶液呈碱性,有油污的玻璃器材放在此溶液中浸泡数小时,油污即可除去。

4. 45%尿素液对蛋白质有较好的清除能力。有时玻璃器皿中残留的血液蛋白质难以洗去,用此浸泡液,可得满意效果。

二、常用玻璃器皿的洗涤

1. 新购置的玻璃器皿可先用热肥皂水洗刷,然后再用1%~2%的盐酸浸泡2~6小时,再用自来水冲洗。最后用蒸馏水漱洗至少3次。

2. 日常使用的玻璃器皿,一般先用水冲洗,再根据情况选用适当的洗液浸泡数小时后进行洗刷,最后用蒸馏水冲洗干净。

3. 不能用毛刷洗刷的玻璃仪器,可用重铬酸钾清洁液浸泡12小时,倾除洗液后再用自来水冲洗,最后用蒸馏水冲洗3次,自然干燥。使用该洗液要注意一切金属器材或带有金属配件的玻璃仪器,决不可放入浸泡,塑料制品更不宜多泡。另外,使用时不可直接用手进入洗液捞取浸泡物(应带长筒橡皮手套),也不可用金属镊子或木夹去夹取。为方便起见,可将一些数量比较大的玻璃器材(如试管、吸管等)装入塑料网袋或塑料篓中一起浸泡,然后可连袋取出,放流水中冲洗,铬酸为棕黄色,若变为绿色则为失效。多量的有机物可能使清洁液迅速失效。失效的洗液不宜直接倾入水池或下水管道,以免将其腐蚀。

4. 凡带油污的玻璃器皿应单独洗涤,可用 3% 磷酸三钠液浸泡 2 ~ 4 小时,然后再用流水冲洗。如仍见有油斑,可更换新鲜洗液再浸泡一次,最后在流水中冲净。

5. 凡被染色液沾染的玻璃仪器器皿,用清水不能洗脱时,可用 3% 的盐酸乙醇擦洗,然后再用流水冲净。

三、玻璃器皿的干燥

1. 常用玻璃器皿洗净后均可倒挂在专用架上,任其自然干燥,如需快速干燥,则可置 120℃ 烤箱中烤干。

2. 各种计量玻璃仪器不宜放烤箱中热烘,因高热可使玻璃变形而影响容量,故宜自然干燥,但常用的定量吸管又很难自然晾干,可置 80 ~ 100℃ 烘箱中烤干。

3. 一些厚玻璃器皿(研钵、量筒等),或壁厚不等,或结构复杂的玻璃仪器,不可烘烤,以防破裂。

 实验二　常用玻璃量器的规格

玻璃量器有一定的技术标准,在出厂前需经国家计量机关检验认可,印上鉴定标记。有些容量仪器还印有"一等"或"二等"(或"Ⅰ"、"Ⅱ")等字样。玻璃计量仪器都以毫升为计量单位,在量器上用"ml"标出。另外,计量鉴定条件以 20℃ 为标准,故在容器上都有"20℃"字样。此外,实验室常用玻璃器具的计量还分为量入式和量出式两种。量入式是以测量溶液注入容器的数量进行计量,并在容器上"20℃"标记的左侧标以"入"或"TC"、"E"、"B"等字样,其定量标记方式一般是由下往上递增;量出式是以被测量溶液倾出容器的数量进行计量,并在容器上"20℃"标记的右侧标以"出"或"TD"、"A"的字样,其定量标记方式一般是自上而下递增(近年来的产品已不再严格区分,大都是由下向上递增的分度标量)。通常量出式的计量容器(如移液吸管)使用时吸管尖残留液不得吹下;量入式的吸管则必须将管尖残留试液吹出。因而在这类的吸管上,还标有"吹"的字样。

 实验三　分光光度计的基本操作

以 722 型分光光度计为例,其基本的操作步骤为:

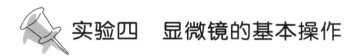

1. 开 722 分光光度计的开关,将比色池的盖子打开,通电 20 分钟使仪器预热。

2. 将波长旋至测定的波长。

3. 将空白液、校准液或待测液放入比色池,将空白液置于光路中。

4. 将开关置于 T 位,打开比色池盖子,用零点调节按钮调节 T 为 0.0,关上比色池盖子,用 100% 调节按钮调节 T 为 100.0。

5. 重复步骤 4,致显示数值不再改变。

6. 将开关置于 A。

7. 将校准液或待测液推入光路,测量溶液的吸光度(A)。

实验四　显微镜的基本操作

一、实 验 目 的

1. 了解显微镜的结构。

2. 掌握显微镜的使用方法。

二、实 验 材 料

显微镜(图 1)、各类玻片。

三、实 验 步 骤

(一) 观察显微镜的结构并认识各部分的名称和作用

1. 镜座　稳定镜身。

2. 镜柱　支持镜柱以上的部分。

3. 镜臂　握镜的部位。

4. 载物台　放置玻片标本的地方。中央有通光孔,旁边有一个夹片夹,用于固定所观察的物体。

5. 遮光器　上面有可调节大小的圆孔,叫光圈。光圈对准通光孔,用来调节光线的强弱。

(1) 大光圈:光线强,视野亮;当光线过弱需要强光时使用。

(2) 小光圈:光线弱,视野暗;当光线过强需要弱光时使用。

6. 反光镜　可以转动,使光线经过通光孔反射上来。其两面是不同的:①平

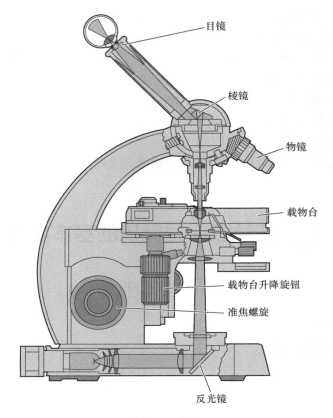

图 1　显微镜

面镜:反射的光线较弱,当光线过强需要用弱光时使用。②凹面镜:反射的光线较强,当光线过弱需要用强光时使用。在一般情况下,光圈和反光镜配合使用,以确保所需要的最佳光线。

　　7. 镜筒　　上端装目镜,下端有转换器,在转换器上装有物镜,后方有准焦螺旋。

　　8. 目镜　　直插式:长度和放大倍数成反比。有双筒和单筒之分。规格:5 倍、10 倍、15 倍和 20 倍

　　9. 物镜

　　(1)螺旋式:长度和放大倍数成正比。

　　(2)规格:10 倍、20 倍、40 倍和 100 倍(一般多用在油镜上)。

　　(3)特别说明:放大倍数和与盖玻片之间的距离成反比。

　　(4)放大倍数　　目镜放大倍数和物镜特大倍数的积。

说明:放大的是二维空间的长度和宽度,俗称线性放大,并不是面积放大。

（5）镜头说明

1）低倍镜:放大倍数小,凸度小,直径大,通光量多,视野亮。

2）高倍镜:和低倍镜正好相反。

10. 准焦螺旋　有粗细之分。

（1）粗准焦螺旋(又称粗调):转动时镜筒升降的幅度大。

（2）细准焦螺旋(又称细调):转动时镜筒升降的幅度小。

（3）转动方向和升降方向的关系:顺时针转动准焦螺旋,镜筒下降;反之则上升。

（二）显微镜的使用方法

1. 取镜和安放

（1）右手握镜臂,左手握镜座(右臂左座)。

（2）把显微镜置于实验台上,略偏左,便于观察和绘图,装好镜头。

2. 对光

（1）转动转换器,使低倍镜对准通光孔(镜头和载物台间距离约2cm)。

（2）左眼注视目镜,转动反光镜,直至见到一个圆形的白色视野。

（3）双筒显微镜,调节目镜间距与双眼相适,再对光。

3. 观察(先低后高)

（1）低倍镜观察:①置标本于载物台上,标本正对通光孔的中央,用夹片夹固定;②转动粗准焦螺旋,使载物台上升,从侧面观察镜头和玻片间的距离,直到其接近玻片,但不能靠上,以免压坏玻片;③对着目镜观察,再反向转动粗准焦螺旋,使载物台下降,直到看清物像为止,然后再转动细准焦螺旋,使像更加清晰。

（2）高倍镜观察:其他都不变,转动转换器,换上高倍物镜,滴上镜油,然后调节细准焦螺旋、光圈和反光镜,把视野调到最清晰(注意:使用完后一定要用乙醚清洗镜头)。

四、思　考　题

1. 如何操作使物像更容易找到?

2. 如何使用目镜中的指针?

3. 如何尽快使物像移到视野中央?

4. 反光镜上的污点能否通过反射出现在视野中?

5. 什么叫双目视觉?

（张　琼）

第三章 血液一般检验

实验五 血红蛋白测定

一、目 的 要 求

1. 熟悉血红蛋白测定的方法。
2. 掌握血红蛋白测定的原理。

二、实 验 内 容

（一）原理

在血红蛋白转化液中,除硫化血红蛋白外,其余血红蛋白均可被高铁氰化钾氧化成高铁血红蛋白(Hi),再与氰离子(CN⁻)结合,生成稳定的复合物氰化高铁血红蛋白(hemoglobin cyanide,HiCN)。棕红色的氰化高铁血红蛋白在波长 540nm 处有一吸收峰,可用校准的高精度分光光度计进行直接测定,或用 HiCN 参考液进行比色法测定,根据标本的吸光度即可求出血红蛋白浓度。

（二）材料与试剂

1. 器材 采血针、试管、刻度吸管、微量吸管、吸头、分光光度计。
2. 试剂 氰化高铁血红蛋白(HiCN)转化液(文齐液):氰化钾(KCN)50mg,高铁氰化钾[$K_3Fe(CN)_6$]200mg,无水磷酸二氢钾(KH_2PO_4)140mg,TritonX-100 1.0ml,蒸馏水加至1000ml,纠正 pH 至 7.0~7.4。

（三）操作步骤

1. 取血 20μl,加入到 5ml 血红蛋白转化液中充分混匀,静置 5 分钟。
2. 用分光光度计比色。波长 540nm,光径(比色杯内径)1.000cm,以转化液或蒸馏水为空白,测定其吸光度(A)。
3. 计算 Hb(g/L)= 测定管吸光度×(64 458/44 000)×251

=测定管吸光度×367.7。

式中:64458 是目前国际公认的血红蛋白平均分子质量;44000 是 1965 年国际血液学标准化委员会(ICSH)公布的血红蛋白摩尔吸光度;251 是稀释倍数。

(四) 注意事项

1. 使用分光光度计之前须校正仪器。

2. 样品在读数前应清晰,如发生混浊,可能有以下几种情况:

(1) 血中白细胞过多,可离心后取上清液比色。

(2) 血中有异常球蛋白,可在溶液中加 0.1g 碳酸钾。

(3) 有硫化血红蛋白或血红蛋白 C 时,则可用蒸馏水按 1 :1 稀释,结果乘以 2 即可。

3. 氰化试剂是剧毒品,在配试剂时要严格按剧毒品操作。如发现变绿、变混则不能使用,pH 低于 7.0 时应进行调整。

4. 血红蛋白转化液不能贮存在塑料瓶中,否则 CN^- 浓度下降,致使结果偏低。

三、思　考　题

1. 为什么 HiCN 法被推荐为测定 Hb 的首选方法?

2. 血红蛋白测定值变化的临床意义?

3. 氰化高铁血红蛋白测定法是否能测定血液中所有的血红蛋白及其衍生物?

4. 氰化高铁血红蛋白转化液正常外观如何? 其保存条件有何具体要求?

5. 血红蛋白计算公式中 367.7 是如何计算出来的?

(张　伟)

实验六　白细胞计数

一、目 的 要 求

1. 掌握白细胞计数的原理。

2. 掌握白细胞计数方法。

二、实 验 内 容

（一）原理

用白细胞稀释液将血液稀释一定的倍数,同时破坏溶解红细胞。将稀释的血液注入血细胞计数板,在显微镜下计数一定体积内的白细胞数,经换算即可求出每升血液中的白细胞数量。

（二）材料与试剂

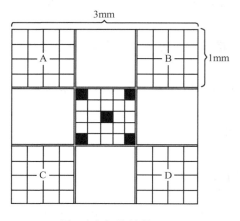

图 2　血细胞计数区

1. 器材

（1）采血针、微量吸管、吸头、试管、2ml 吸管。

（2）普通光学显微镜。

（3）计数板、盖玻片（专用）：改良 Neubauer 计数板,有两个计数池。每个计数池分为 9 个大方格。每个大方格的边长为 1mm,高度为 0.1mm,面积为 $1mm^2$,容积为 $0.1mm^3$。四角的每个大方格被分为 16 个中方格；中央大方格被分为 25 个中方格,而每个中方格又被分为 16 个小方格（图 2）。

2. 试剂　白细胞稀释液：冰醋酸 2.0ml,10g/L 亚甲蓝数滴,蒸馏水加至 100ml。

（三）操作步骤

1. 加白细胞稀释液 0.38ml 于一小试管中。

2. 用微量吸管吸取 $20\mu l$ 血液。

3. 擦去微量吸管外余血,将其插入稀释液底部,轻轻将血放出,并吸取上清液洗涤微量吸管 3 次（注意每次不能冲浑稀释液）,混匀。

4. 用微量吸管或玻璃棒取混匀的细胞悬液 1 滴,充入计数池与盖片的缝隙中,静置 2~3 分钟,使白细胞下沉。

5. 低倍镜计数四角 4 个大方格内白细胞总数。

6. 计算　白细胞/L = N/4×10×20×10^6/L

$$= N×0.05×10^9/L$$

式中：N 为 4 个大方格内白细胞总数。

÷4 为 1 大方格(即 0.1μl)内白细胞计数。

×10 每个大方格的容积为 0.1μl,换算成 1μl。

×20 血液的稀释倍数。

×10⁶ 将 μl 换算成 L。

(四) 注意事项

1. 注意采血部位不得有冻疮、水肿、发绀、炎症等,以免标本失去代表性;同时也应注意不能过度挤压,以免组织液混入引起血液的凝固或造成计数结果不准确。

2. 压线细胞应用的计数原则:数上不数下,数左不数右。

3. 稀释液要过滤,小试管、计数板须清洁,以免杂质、微粒等被误认为细胞。

4. 充池前的摇匀要注意,气泡不能太多。

5. 在充池时,如充液不足、液体外溢、断续充液或产生气泡、充液后移动盖玻片等,均会使细胞分布不均匀,造成计数结果不准确。

6. 计数池内细胞分布每大方格数不能超过四大格均值的±10%,白细胞数小于3×10⁹/L 时要扩大计数区域或重新加倍取血计数;白细胞大于 15×10⁹/L 时,要增加稀释倍数,重新计数。

7. 当外周血出现大量有核红细胞时应予以校正。

计算公式:白细胞校正值/L＝$\dfrac{100}{100+\text{有核红细胞}}$×校正前白细胞数

三、思 考 题

1. 白细胞的正常参考值范围?

2. 如何充液才能使白细胞在计数池内分布均匀?

3. 白细胞计算公式中为什么乘以 0.05?

4. 显微镜白细胞计数时,常见的技术误差的原因有哪些?

5. 白细胞的生理变化有哪些?

(张 伟)

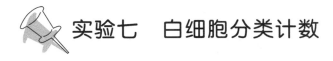

实验七 白细胞分类计数

一、目 的 要 求

1. 掌握血涂片的制备和染色的方法、原理。

2. 掌握外周血白细胞分类计数的方法及各种白细胞的正常形态。

二、实 验 内 容

（一）瑞特染色原理

将血液制成细胞分布均匀的薄膜血片,然后,用瑞特染液染色,并根据白细胞的特征在显微镜下进行分类。瑞特染液是由酸性染料伊红和碱性染料亚甲蓝组合的复合染料溶于甲醇而成。在染色时,细胞的受色既有化学亲和作用,又有物理吸附作用。酸性染料伊红与细胞中的碱性物质如血红蛋白,嗜酸性颗粒结合,使其染成红色;碱性染料亚甲蓝与细胞中的酸性物质如核染色质,嗜碱性颗粒,血小板及富含核糖核酸的胞质结合,使其染成蓝色。中性物质如中性颗粒及血小板颗粒,与伊红和亚甲蓝均可结合,染成紫红色。

（二）器材与试剂

1. 器材 显微镜,分类计数器,香柏油,拭镜纸。
2. 试剂 瑞特染液,磷酸盐缓冲液(pH 6.4~6.8)。

（三）操作步骤

1. 制作血片
（1）取一小滴血置于干净的载玻片的一端。
（2）将推片与载玻片保持30°~45°角,平稳向前推进至载玻片的另一端,载玻片上留下一薄层血膜(图3)。
（3）等待血片自然干燥。
2. 血片染色

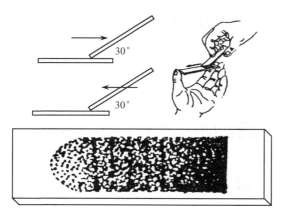

（1）滴瑞特染液2~3滴覆盖整个血片,等候2~3分钟。
（2）加4~6滴缓冲液与染液混匀。
（3）染色10分钟左右。
（4）用清水冲去染液,待干后镜检。
3. 将干燥的血涂片置显微镜下用100倍油镜观察,根据细胞的形态特点进行分类计数,按一定的方向顺序进行计数。根据各类细胞

图3 白细胞分类血涂片

的形态特点和颜色差异将白细胞进行分类并计数。通常分类 100 个白细胞,计算出各种白细胞所占的百分率。

(四) 注意事项

1. 血膜干透后方可固定染色,干片固定对核着色有稳定作用,否则细胞尚未固定好,在染色过程中容易脱落。

2. 染色时间与染液浓度,室温高低,有核细胞多少有关。一般情况下,染液越淡,室温越低,有核细胞越多,所需染色时间越长;反之染色时间可以减少。必要时可于冲洗前先在低倍镜下观察,染色满意后(白细胞核已经清晰着色)再冲洗。总之,染色时间长短,染液浓淡要摸索,特别是更换染液时更应该如此。

3. 染液不能过少以免蒸发干燥,染料沉淀于血膜上面不易冲掉。

4. 冲洗时不能先倒掉染液,应以细流水从一端缓缓冲去,以防止染料沉着在血膜上。一旦发生染料渣沉着,可加少量瑞特染液溶解,但应及时用流水冲洗,以免脱色。

5. 染色过深时,加瑞特染液或甲醇退色。染色过浅需要复染时,应先用缓冲液将瑞特染液稀释后再染。

6. 由于各种白细胞体积大小不等,体积较小的淋巴细胞在血涂片的头、体部较多,而尾部和两侧以中性粒细胞和单核细胞较多,因此分类最佳区域为体尾交界处。

7. 分类要有秩序地沿一定方向连续地进行,既不能重复也不能遗漏,避免主观选择视野。

8. 白细胞总数在 $(3.0 \sim 15.0) \times 10^9/L$ 之间者,分类计数 100 个白细胞。总数在 $15.0 \times 10^9/L$ 时,应计数 200 个白细胞,而总数低于 $3.0 \times 10^9/L$ 时,则应选用两张血涂片计数 $50 \sim 100$ 个白细胞。

9. 分类中如见血涂片中有幼红细胞,应逐个计数但不计入 100 个白细胞内,以分类 100 个白细胞见到幼红细胞多少个来报告,并应注明其所属阶段。

10. 分类中还应该注意观察成熟红细胞和血小板的形态,染色及其分布情况,注意有无寄生虫及其他异常所见。

(五) 外周血常见的细胞形态(彩图 1 ~ 彩图 6)

1. 中性粒细胞 胞体呈圆形,胞质量丰富,含大量细小均匀的紫红色中性颗粒,核分 2 ~ 5 叶或更多叶,叶间以核丝或核桥相连。

2. 嗜酸粒细胞 胞体呈圆形,胞质中充满粗大、均匀、整齐、紧密排列的橘红色嗜酸性颗粒,胞核常分两叶,似眼睛形。

3. 嗜碱粒细胞 胞体呈圆形,含少量粗大、大小不均、排列不规则的紫黑色嗜碱性颗粒,常覆盖于核上,分叶常不明显。

4. 单核细胞　胞体呈不规则圆或椭圆形,胞质量丰富,常呈毛玻璃样半透明,胞核大呈不规则圆形、肾形、马蹄形,或不规则分叶有时折叠卷曲,染色质细致疏松如网状。

5. 淋巴细胞　胞体呈圆形,胞质量极少,仅在核的一侧出现一线天蓝或深蓝色透明胞浆,胞浆中偶见几颗大小不等的紫红色嗜天青颗粒。胞核呈圆形,染色质粗糙紧密,偶见凹陷。

三、思 考 题

1. 一张良好的血片标准是什么?
2. 简述瑞特染色细胞受色的原理。
3. 瑞特染色后如何区分淋巴细胞与单核细胞?
4. 瑞特染色后,粒细胞的三种特异性颗粒形态特征如何?
5. pH 对瑞特染色有何影响?

（张　伟）

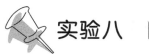

实验八　网织红细胞测定

一、目 的 要 求

掌握网织红细胞计数的原理、操作方法、注意事项及其临床意义。

二、实 验 内 容

（一）原理

活体染色:网织红细胞内 RNA 的磷酸基(带负电荷)能与煌焦油蓝、新亚甲蓝等碱性染料的有色反应基(带正点荷)结合,形成核酸与碱性染料复合物的多聚体凝集颗粒,其颗粒又连缀成线,而构成浅蓝或深蓝的网织状结构,此含有两个以上深染颗粒(或具有线网状结构)的无核红细胞,即为网织红细胞。

（二）器材与试剂

1. 器材　载玻片、推片、香柏油、乙醚、采血针、微量吸管、吸头、显微镜、Miller窥盘。

2. 试剂

（1）1%煌焦油蓝乙醇溶液：称取1g煌焦油蓝研磨于100ml 95%乙醇中过滤后备用（此试剂用于玻片法）。

（2）煌焦油蓝2g，草酸铵1.2g，草酸钾0.8g，加蒸馏水溶解并稀释到100ml，反复摇动混合，完全溶解后过滤，贮于棕色瓶中（此试剂用于试管法）。

（三）操作步骤

1. 玻片法　在洁净载物玻片一端滴一小滴1%煌焦油蓝乙醇溶液，待干燥后，在染料上加1滴血液，用另一玻片角将血液与染料充分混合，然后将该玻片的一端盖在血液和染料的混合液上。约5分钟后将其推成均匀的薄血膜，干燥后在低倍镜下选择细胞分布均匀，着色清晰的部位，用油镜计数1000个红细胞内网织红细胞数再除以10计算出网织红细胞百分数。严重贫血病人，应计算网织红细胞的绝对值（网织红细胞百分数×每微升内的红细胞数）。

2. 试管法　取干净小试管一只，加入1%煌焦油蓝溶液2～3滴，然后加入等量的血液。混匀后放置15～20分钟，使红细胞充分染色，取一小滴推抹成薄血膜，置空气中干燥，用油镜观察。

为了便于网织红细胞计数需将视野缩小，可在接目镜中放置Miller窥盘，选择红细胞分布均匀的部位，用小正方形计数红细胞，大正方形计数网织红细胞，数细胞规则"数上不数下，数左不数右"。

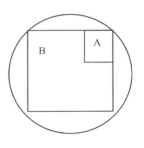

图4　Miller窥盘

Miller窥盘结构及如何使用Miller窥盘：Miller窥盘内含大小两个正方格A、B，面积比为1∶9，油镜下选择红细胞散在且分布均匀的部位，计数B格中的网织红细胞数与A格中的红细胞数，最后按如下公式计算网织红细胞的百分比（图4）。

$$网织红细胞\% = \frac{大格B中网织红细胞总数}{小格A中红细胞总数×9}×100\%$$

（四）注意事项

1. 网织红细胞须用新鲜血液活体染色，染液与血液的比例1∶1为宜。

2. 血膜制备技术很重要。红细胞应均匀散开，如有重叠则影响结果的准确性。网织红细胞体积较成熟红细胞体积稍大，多分布于涂片的尾部及两侧，故进行计数时应巡视整个血涂片中网织红细胞分布情况再进行计数。

3. 为便于计数,可使用 Miller 窥盘或使用缩视野方法进行计数。

4. 血液与染液混合时间必须足够长。

5. 染料配制前必须过滤,放置保存过程中防止有任何沉淀以影响计数结果。

三、思 考 题

1. 网织红细胞计数增高有何临床意义?

2. 有哪些不当的操作可使网织红细胞计数结果偏低?

3. 在经活体染色的血涂片中网织红细胞与成熟红细胞相比有何形态特征?

4. 网织红细胞减少见于什么病?

（张　伟）

实验九　红细胞沉降率测定

一、目 的 要 求

1. 掌握血沉测定原理及正常参考值。

2. 掌握血沉测定的操作技术。

二、实 验 内 容

（一）原理

将血液与抗凝剂混合,使红细胞悬于本身血浆内,置入特制血沉管内,垂直竖立,观察单位时间内红细胞下沉(上层出血浆)的距离。

（二）材料与试剂

1. 仪器　魏氏血沉管、血沉架,采血针,试管。

2. 试剂　3.8% 枸橼酸钠。

（三）操作步骤

国际血液学标准化委员会推荐:魏氏法(图 5)。

1. 加 0.4ml 的 3.8% 枸橼酸钠溶液于试管中。

2. 静脉采血 1.6ml 注入上述试管中立即混匀。

3. 用血沉管自上述试管中吸取抗凝血至 "0" 刻度,垂直固定在血沉架上,1 小时后观察结果,记录红细胞下降的 mm 数。

4. 参考值 男性:0～15mm/h,女性:0～20mm/h。

5. 报告结果 血沉 ** mm/h。

(四) 注意事项

1. 抗凝剂与血液比例要准确(1 4)。

2. 抽血应在 30 秒内完成,避免凝块产生。

3. 血沉管应干燥、洁净,避免溶血。

4. 实验应在 18～25℃室温下测定。

5. 准确按照单位时间内(1 小时)读取结果。

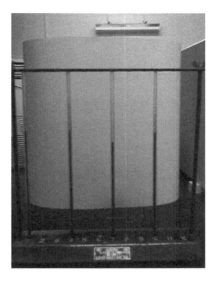

图 5 魏氏法血沉测定

三、思 考 题

1. 血沉测定的影响因素有哪些?

2. 血沉可作为哪些疾病的鉴别诊断?

3. 病理性血沉增快见于何种疾病?

4. 当血浆中的胆固醇和磷脂酰胆碱增高血沉有何变化,为什么?

5. 在结核病和风湿病的活动期及恢复期血沉有何变化?

（薛 黎）

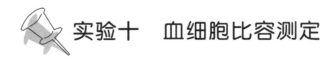

实验十 血细胞比容测定

一、目 的 要 求

1. 了解血细胞比容(Hct)测定原理及方法。

2. 掌握血细胞比容(Hct)参考值及其临床意义。

二、实 验 内 容

（一）原理

将定量的抗凝血灌注于温氏（Wintrobe）管中，经过一定速度和时间离心沉淀后，可测出下沉的血细胞在全血中所占体积的百分比，即可得到血细胞比容（L/L）。

（二）材料与试剂

1. 5ml 注射器、试管。
2. 毛细滴管　长约 12cm，口径不大于 2mm。
3. 温氏（Wintrobe）管　长 110mm，内径 3mm，管上以 0 为起点，以 1mm 为间隔刻有刻度，共有 100 隔，容积约为 1ml。

（三）操作步骤操作要点

1. 试管内加入抗凝剂，每管内加肝素 0.5～1.0mg 或双草酸盐溶液 0.5ml，烤干备用。
2. 静脉采血 2ml，立即注入抗凝管中，混匀。
3. 用毛细滴管将上述摇匀的抗凝血从温氏管底起，徐徐滴入血液，随血平面上升而渐渐向上抽提毛细滴管，直到血液至刻度"0"处。
4. 将注入血的温氏管置离心机中，以相对离心力 2264g，即有效半径 22.5cm 的水平离心机以 3000r/min 速度离心 30 分钟，读取红细胞层高度，然后再离心 10 分钟至红细胞不再下降为止，离心后血液分为 5 层，从上至下依次是：血浆层；白色乳糜层主要为血小板；灰红色层为白细胞和有核细胞；暗红色细胞层为被血细胞代谢还原的还原血红蛋白层；鲜红色含氧红细胞层。
5. 读取以暗红色红细胞层为准的红细胞柱高的毫米数，乘以 0.01 报告（或以百分比报告）。
6. 报告方式
7. % 参考值　男性：0.42～0.49（42%～49%）；女性：0.37～0.48（37%～48%）。

（四）注意事项

1. 静脉采血时，当针刺入血管后应立即除去止血带再抽血，以防血液淤积与浓缩。
2. 所用器材必须清洁干燥，以防溶血。
3. 抗凝剂与血液要充分混合，防止部分凝血发生。

4. 离心力大小直接影响结果,本试验一定要在达 2264g 的条件下进行测定。

5. 采血后应尽快试验,最好不超过 3 小时。

6. 红细胞大小虽然影响 Hct,但其大小并不完全一致,故一般情况下影响较小,其结果主要受红细胞数量或血浆容量的影响。

三、思　考　题

1. 什么叫血细胞比容?

2. 影响血细胞比容测定的因素有哪些?

3. 血细胞比容的正常参考值?

4. 血细胞比容的临床意义?

5. 简述血细胞比容的检测原理。

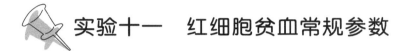

实验十一　红细胞贫血常规参数

一、目　的　要　求

1. 掌握贫血常规的测定原理。

2. 掌握贫血常规的测定方法。

二、实　验　内　容

(一) 定义

贫血是由于各种原因引起的外周血中红细胞(RBC)、血红蛋白(Hb)、血细胞比容(Hct)均低于参考值的下限。

1. 红细胞计数　显微镜计数法(略)。

2. 血红蛋白测定　氰化高铁血红蛋白法(略)。

3. 血细胞比容　温氏法(略)。

(二) 形态学分类指标

1. 平均红细胞体积(MCV)。

2. 平均红细胞血红蛋白量(MCH)。

3. 平均红细胞血红蛋白浓度（MCHC）。

（三）贫血常规计算方法

1. 平均红细胞体积（mean corpuscular volume，MCV）　是指每个红细胞的平均体积，以 fl（飞升）为单位。

$$平均红细胞体积（fl）=\frac{每升血液中的血细胞比容}{每升血液中的红细胞数}×10^{15}$$

＊$1L=10^{15}fl$

2. 平均红细胞血红蛋白含量（mean corpuscular hemoglobin，MCH）　是指平均每个红细胞内所含血红蛋白的量，以 pg（皮克）为单位。

$$平均红细胞血红蛋白量（pg）=\frac{每升血液中的血红蛋白浓度}{每升血液中的红细胞数}×10^{12}$$

＊$1g=10^{12}pg$

3. 平均红细胞血红蛋白浓度（mean corpuscular hemoglobin concentration，MCHC）　是指平均每升红细胞中所含血红蛋白浓度，以 g/L 表示。

$$平均红细胞血红蛋白浓度（g/L）=\frac{每升血液中血红蛋白浓度}{每升血液中血细胞比容}$$

（四）学生分组进行病例计算及分析

根据表 1 中内容结合计算结果对贫血的形态学分类（彩图 7 ~ 彩图 16）。

表 1　贫血的细胞形态学分类

贫血细胞形态	MCV（fl）	MCH（pg）	MCHC（g/L）	临床类型
正常细胞贫血	82 ~ 95	27 ~ 31	320 ~ 360	再生障碍性贫血、急性失血性贫血、溶血性贫血、骨髓病性贫血
大细胞贫血	>95	>31	320 ~ 360	叶酸和（或）维生素 B_{12} 缺乏所引起的巨幼细胞贫血、恶性贫血
单纯小细胞贫血	<82	<27	320 ~ 360	慢性炎症性贫血、慢性肝病、肾性贫血、恶性肿瘤
小细胞低色素贫血（图6）	<82	<27	<320	缺铁性贫血、铁粒幼细胞性贫血、珠蛋白生成障碍贫血、慢性失血性贫血

（五）注意事项

1. 所有器材应干燥、洁净，避免溶血和凝块产生。

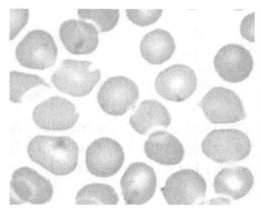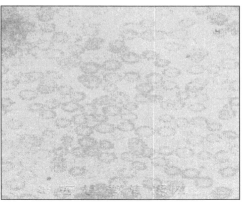

图6　小细胞低色素性贫血

2. 必须用同一抗凝血标本测定红细胞,血红蛋白,血细胞比容。
3. 测定前一定要将抗凝血充分混匀,保证测定的数据准确,否则计算误差较大。

三、思　考　题

1. MCV、MCH、MCHC 的定义是什么?
2. 何为贫血常规及其临床意义?
3. MCV、MCH、MCHC 均低于参考值见于何种疾病?
4. 缺铁性贫血时 MCV、MCH、MCHC 的变化如何?
5. 简述贫血常规的形态学分型指标及各型常见疾病。
6. 病例分析
患者,女性,血红蛋白65g/L,MCV110fl,MCH35pg 该患者属于下列哪一种贫血
(　　)

 A. 再生障碍性贫血　　　　B. 肾性贫血　　　C. 巨幼细胞贫血
 D. 溶血性贫血　　　　　　E. 缺铁性贫血

(余莉华)

 # 实验十二　红细胞渗透脆性实验

一、目　的　要　求

1. 掌握红细胞渗透脆性实验的原理。

2. 掌握红细胞渗透脆性实验的操作方法。

二、实 验 内 容

(一)原理

红细胞在低渗盐溶液中,当水渗透其内部达一定时,可使红细胞逐渐胀大破坏。本试验即测定红细胞对各种浓度的低渗溶液的抵抗力。红细胞对低渗溶液的抵抗力与其厚度有关,厚度愈大,膜面积与体积的比值愈小,即渗透脆性愈大。

(二)材料与试剂

1. 器材　吸管、试管、滴管、试管架、吸头。
2. 试剂
(1) 1% 的氯化钠:将分析纯氯化钠于 100℃ 下烘干,置于干燥器中完全冷却后,用分析天平准确称量 1.0g,溶于 100ml 容量瓶中,然后分装小瓶灭菌保存。
(2) 蒸馏水。

(三)操作步骤

1. 取清洁干燥小试管 28 支,分为两组,各 14 支,第一组测定组,第二组正常对照组。各管按脆性试验操作表用同一口径滴管,以相同角度顺次滴加蒸馏水和 1% NaCl 溶液(表 2)。
2. 用干燥消毒注射器及 12 号针头取静脉血 2ml,将注射器执平、针头斜面向上平搁在试管口,每管加血一滴轻轻摇匀。
3. 将试管置室温 2 小时,从高浓度观察上层液体的颜色和管底沉淀。
4. 记录红细胞开始溶血管(上层液体开始出现淡红色而管底有多量未溶解的红细胞)和完全溶血管(全管皆呈深红色、管底无红细胞)的氯化钠浓度。必要时离心后观察。

表 2　脆性试验操作表

试管号	1	2	3	4	5	6	7	8	9	10	11	12	13	14
蒸馏水(滴数)	20	19	18	17	16	15	14	13	12	11	10	9	8	7
10g/L NaCl(滴数)	5	6	7	8	9	10	11	12	13	14	15	16	17	18
管内 NaCl 浓度(g/L)	2.0	2.4	2.8	3.2	3.6	4.0	4.4	4.8	5.2	5.6	6.0	6.4	6.8	7.2

5. 参考值　开始溶血(4.2～4.6g/L),完全溶血(3.2～3.4g/L),患者与正常对照溶血管的浓度相差 0.4g/L 具有诊断价值。

（四）注意事项

1. 避免人为的溶血：注射器和小试管须清洁干燥,减少机械振动,混合时只能用手指堵住管口从低浓度到高浓度,每管轻轻颠倒 1 次。

2. 实验环境注意碳酸气污染,防止 pH 下降。

3. 如用抗凝剂,只能用肝素。其他盐类抗凝剂,可改变盐水渗透性。

4. 以日光灯管为背景,观察开始溶血管,比日光敏感。

5. 注意加血量一致：加血时持针角度一致,严重贫血(Hb<50g/L)应加血 2 滴。

6. 黄疸病人开始溶血管不易观察,可用等渗盐水将红细胞洗涤后,配成 50% 的悬液再做试验。

7. 应防止酸、碱、尿素、皂素、肥皂等一切溶血物质污染。

8. 本试验每次均应作正常对照。病人比正常对照溶血浓度相差 0.04% ,即有临床意义。

三、思　考　题

1. 红细胞脆性增高常见于何种疾病?
2. 标本溶血对实验有无影响?
3. 红细胞脆性实验的影响因素有哪些?
4. 红细胞渗透脆性主要取决于红细胞什么?
5. 红细胞脆性减低常见于何种疾病?

（张　伟）

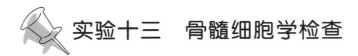

实验十三　骨髓细胞学检查

一、目 的 要 求

能初步辨认正常骨髓的细胞形态,了解骨髓分类的方法,对正常骨髓象有初步印象。

二、实 验 方 法

（一）仪器、试剂及其他用品

1. 光学显微镜。
2. 瑞特染液及其缓冲液。
3. 香柏油、二甲苯、拭镜头纸。
4. 骨髓细胞学分类记录纸。
5. 骨髓、血象检验报告单。

（二）方法

1. 挑选厚薄适宜的骨髓片及血涂片各一张，按染血涂片方式进行瑞特染色，直到在低倍镜下看到有核细胞清晰着色后，用流水冲去染液晾干后镜检（彩图17）。

2. 低倍镜下观察应注意下列事项

（1）取材、涂片与染色是否满意，如不满意，须更换标本，必要时重做骨髓穿刺（彩图18）。

（2）成熟红细胞与有核细胞的比例，以确定增生程度（彩图19）。

（3）计数全涂片的巨核细胞（特别要注意涂片的边缘和头尾部分），必要时用油浸镜鉴定其发育阶段及做巨核系细胞分类（彩图20）。

（4）注意有无胞体较大的特殊细胞，如转移瘤细胞，高雪细胞、尼曼-匹克细胞等。

3. 用油浸镜做有核细胞分类：有核细胞丰富、分布均匀、染色清晰处滴加香柏油一滴置于油镜下随机辨认，分类至少200个有核细胞随观察随记录在骨髓细胞学分类记录纸上（以划"正"字表示），分类计数过程中应注意以下各项（彩图21～彩图53）：

（1）观察各阶段粒细胞的比例，注意其形态上有无异常，胞浆与胞核的发育是否平行，胞浆中有无空泡或中毒颗粒等。

（2）观察各阶段幼红细胞间的比例，形态上有无异常，注意有无巨幼红细胞、染色质小体及卡波氏环等。

（3）观察淋巴细胞及单核细胞系细胞的数量、各阶段的比例及形态学方面有无异常。

（4）其他细胞如浆细胞、网状细胞、组织嗜碱细胞、吞噬细胞等的数量及形态。

（5）巨核细胞及血小板的多少和形态。

（6）核分裂细胞的多少：在正常成人的骨髓涂片中核分裂细胞仅约占有核细

胞的 1/1000,骨髓增生明显活跃时(如增生性贫血等)可见增多,恶性疾病如各种白血病、红白血病等情况时,常见明显增多,且可有异常的核分裂细胞。

（7）退化细胞的多少:骨髓中的原、幼细胞、网状细胞等较脆弱,易于涂片时破坏变形,故涂片中常可见有少量退化细胞,骨髓增生明显活跃时可见其增多。骨髓恶性增生性疾患,如各类白血病,尤其是急性淋巴细胞性白血病及恶性组织细胞病时,退化细胞明显增多。

（8）有无异常细胞。

（9）有无寄生虫,如疟原虫、黑热病小体等。

（10）成熟红细胞的大小、形态、染色情况如何。

4. 分类计数后,算出各系细胞各阶段所占的分数值。

5. 计算粒、红比值　算出粒、红两系各自的总分数值之后,将粒系总分数值除以红系总分数值而求出粒、红比值。

6. 与骨髓细胞分类参考值的各项进行比较后,逐项作出描述,完成骨髓象的形态学诊断。

7. 将与骨髓同时取材的血涂片进行白细胞分类计数,至少计数 100 个白细胞,求其分数值,描述其有无形态学异常,并注意血小板的数量、形态和分布情况,描述成熟红细胞的形态学所见。

8. 将骨髓象、血象所见结合病史,体检情况提出诊断意见或参考意见。

（三）注意事项

1. 骨髓中纤维蛋白原含量较高容易凝固,故取材、涂片的操作必须迅速,所用载玻片必须中性无油垢,要选取骨髓小粒来制备涂片。

2. 骨髓涂片中有核细胞远较血涂片中为多,且总会有些脂肪成分,故染色时染色液需适当多加,染色时间须适当延长。

3. 应了解每个细胞的形态学特点,正确地加以辨认,必须根据胞体大小、核浆比值。核的形态、染色质结构、有无核仁、胞浆颜色、其中有无颗粒及颗粒的性质如何等进行全面的综合分析。

4. 任何系统的细胞从原始阶段逐步演变到成熟是一个连续不断的过程,因此会有一些细胞处于过渡阶段,即同时具有上、下两个阶段的某些形态学特点,按一般习惯,多把这类细胞划分于较晚阶段之中,在病理情况下,常由于发育过程紊乱而失去正常发育细胞所应有的平行规律,此时一般多以胞核的形态染色情况等作为划分阶段的主要依据。

5. 各系细胞的原始阶段由于刚刚开始分化彼此差异很细微,因此常不易鉴别,必须对整个涂片作仔细观察,并参考周围的幼稚细胞来进行判断,必要时尚需做有关的细胞化学染色(如糖原、过氧化酶等)。

6. 在分类计数时遇有形态学异常,不同于已知任何的常见细胞时,可暂时命名为"分类不明细胞",并应描述其形态学特点及细胞化学染色结果,此类细胞如较多更有意义,很可能是某些罕见型血液病或恶性肿瘤细胞,应仔细鉴别,并进行追踪观察。

7. 各种有核细胞的形态学辨认标准都是以良好的涂片,染色条件下的所见为依据的,实际工作中判断各类细胞时,一定要结合该涂片制备及染色的具体情况来进行具体分析。

8. 在检测骨髓象的同时必须对血象进行仔细观察,因两者互相参照有利于细胞形态学的辨认和分析。

9. 在作出骨髓、血象报告之后,须将骨髓涂片、血涂片用二甲苯拭镜纸做脱油处理,然后贴好标签、写上标本号存档。

三、思 考 题

1. 骨髓穿刺成功的指标有哪些?
2. 骨髓增生程度如何划分?
3. 粒、红比值的计算?
4. 简述骨髓细胞的分化的一般特点。
5. 骨髓涂片检查中可以见到哪些寄生虫?

(张　伟)

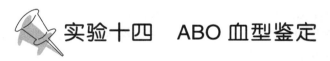

实验十四　ABO 血型鉴定

一、目 的 要 求

1. 掌握玻片凝集反应的原理和应用。
2. 熟悉 ABO 血型的鉴定方法。

二、实 验 方 法

(一) 原理

将已知标准抗 A 和抗 B 血型抗体分别与待测红细胞混合。如果抗原与抗体相对应,则引起红细胞凝集,反之则不凝集,据其凝集现象可判断血型(图7)。

（二）材料与试剂

1. 酒精棉球、采血针、生理盐水、试管、滴管、载玻片、蜡笔。

2. 试剂　标准的抗 A 和抗 B 单克隆抗体(抗 A 为蓝色,抗 B 为黄色)。

（三）操作步骤

1. 酒精棉球消毒耳垂或手指末端后,用采血针刺破皮肤,取 1～2 滴放入盛有 0.5ml 生理盐水的试管中,混匀制成红细胞悬液。

2. 取载玻片一张,用蜡笔划分为两格,分别注明 A 和 B,并在相应部位各加一滴标准抗 A 和抗 B 单抗。

3. 用滴管取红细胞悬液于抗 A、抗 B 单抗中各加一滴。手持玻片,前后左右轻轻转动,促其充分混匀。

4. 如混合液由均匀红色混浊状逐渐变为透明,并出现大小不等的红色凝集块者,即为红细胞凝集;如混合液仍呈均匀混浊状,则为不凝集。如肉眼观察难于判定是否凝集,可在显微镜下用低倍镜观察予以确认。

5. 报告结果(表 3):"+"表示凝集,"-"表示不凝集。

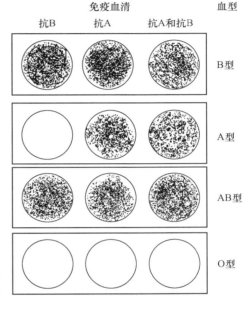

图 7　ABO 血型凝集反应

表 3　ABO 血型鉴定报告结果

	A 型	B 型	AB 型	O 型
抗 A	+	-	+	-
抗 B	-	+	+	-

（四）注意事项

1. 玻片应清洁干燥,中性,以防止和减少非特异性凝集。

2. 室温过低时,(10℃以下)可出现冷凝集,造成假阳性结果。

三、思　考　题

1. 引起非特异性凝集的因素有哪些？
2. 简述直接凝集试验的反应原理。
3. 直接凝集反应与间接凝集反应的区别。
4. 为什么室温过低会造成假阳性结果？
5. 简述直接凝集试验的优缺点。

（薛　黎）

第四章　止血与凝血障碍检查

实验十五　血浆凝血酶原时间测定（PT一期法）

一、目的要求

1. 掌握血浆凝血酶原时间的测定原理。
2. 掌握血浆凝血酶原时间的测定方法。

二、实验内容

(一) 原理

血浆凝血酶原时间(PT)测定原理:在待测血浆中加入过量的组织凝血活酶(兔脑、人脑、胎盘、肺组织等)浸出液和Ca^{2+},使凝血酶原转变为凝血酶,后者使纤维蛋白原转变为纤维蛋白(图8)。

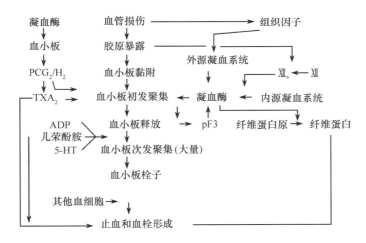

图8　止血与血栓形成机制

（二）材料与试剂

1. 仪器　37℃水浴箱、秒表、加样枪、离心机。

2. 试剂

（1）抗凝剂：0.109mol/L 枸橼酸钠溶液，抗凝全血 3000r/min，离心 15 分钟制备贫血小板血浆。

（2）PT 测定试剂：每瓶冻干制剂加蒸馏水或无离子水 2.0ml，置温浴中轻轻摇动充分溶解，转入试管内再温浴 10 分钟使制品温度达 37℃备用。注意记录试剂的 ISI 值。

（3）正常混合血浆：10 份正常血浆混合备用。

（三）操作步骤操作要点

1. 取待测血浆 0.1ml 于小试管内，置温浴中 1~2 分钟。

2. 快速加入预温的含钙凝血活酶应用液 0.2ml，同时开动秒表，并立即摇匀试管内溶液，继续温育至 8~9 秒。

3. 从温浴中取出试验管（若 PT 异常，超过 14 秒时，可断续地取出、充分地倾斜观察），可见管内液体流动，一旦出现凝固（不流动）立即停表，记录凝固时间，即为待测标本 PT 值。

4. 取正常混合待测血浆 0.1ml 于小试管内，置温浴中 1~2 分钟。

5. 按照步骤（2）到（3）测定，记录正常对照 PT 值。

6. 按照下列公式计算 INR 值：

$$INR = \left(\frac{待测标本\ PT\ 值}{正常对照\ PT\ 值}\right)^{ISI}$$

7. 报告方式　待测标本 PT 值_____秒

　　　　　　正常对照 PT 值_____秒

　　　　　　INR 值_____

（四）注意事项

1. 温浴待测血浆勿超过 5 分钟。

2. 重复测定两次以上取平均值。

3. 每次均设正常对照。

三、思　考　题

1. 什么是 ISI 值？

2. 什么是 INR 值？

3. 简述报告 INR 值的临床意义。

4. PT 的检测是哪条途径的筛查实验？

5. 检测标本为什么要 3000r/min 离心 15 分钟？

实验十六　活化部分凝血活酶时间测定（APTT）

一、目 的 要 求

1. 掌握活化部分凝血活酶时间的测定原理。

2. 掌握活化部分凝血活酶时间的测定方法。

二、实 验 内 容

（一）原理

活化部分凝血活酶时间（APTT）测定原理：在去钙抗凝血浆中加入白陶土激活因子Ⅻ，以脑磷脂代替血小板Ⅲ因子，在 Ca^{2+} 存在下，观察血浆凝固所需的时间。

参与凝血过程的因子见表4。

表 4　参与凝血过程的因子

名称	习惯命名	分子质量(kDa)	血浆浓度(mg/L)	合成部位
Ⅰ	纤维蛋白原	340	2000～4000	肝脏
Ⅱ	凝血酶原	72	150～200	肝脏
Ⅲ	组织因子	37	0	组织、单核及内皮细胞
Ⅳ	Ca^{2+}	—	45.2～52.8	—
Ⅴ	易变因子	33	5～10	肝脏
Ⅶ	稳定因子	50	0	肝脏 5～2
Ⅷ	抗血友病因子	330	0.1	肝脏内皮细胞
Ⅸ	Christmas 因子	56	3～4	肝脏
Ⅹ	S-P 因子	56	6～8	肝脏
Ⅺ	血浆凝血活酶前质	160	4～6	肝脏
Ⅻ	Hageman 因子	80	2.9	肝脏
Ⅷ	纤维蛋白稳定因子	320	25	骨髓,肝脏
HK	高分子量激肽原	120	7.0	肝脏
PreKK	激肽释放酶原	85	1.5～5	肝脏

（二）材料与试剂

1. 仪器　37℃水浴箱、秒表、加样枪、离心机。

2. 试剂

（1）抗凝剂：0.109mol/L枸橼酸钠溶液，抗凝全血3000r/min，离心15分钟制备贫血小板血浆。

（2）APTT测定试剂：试剂分别由一瓶白陶土磷脂稀释液和一瓶0.025mol/L氯化钙溶液组成。使用时37℃预温5分钟即可使用，余液冰冻保存，可反复使用。

（3）正常混合血浆：10份正常血浆混合备用。

（三）操作步骤操作要点

1. 取待测血浆0.1ml于小试管内，加0.1ml磷脂悬液，37℃预温3分钟。

2. 快速加入预温的含钙凝血活酶应用液0.1ml，同时开动秒表，并立即摇匀试管内溶液，继续温育至20秒。

3. 从温浴中取出试验管，可见管内液体流动，一旦出现凝固（不流动）立即停表，记录凝固时间，即为APTT值。

4. 取正常混合待测血浆0.1ml于小试管内，置温浴中1~2分钟。

5. 按照步骤（2）到（3）测定，记录正常对照APTT值。

6. 报告结果：待测标本APTT值＿＿＿＿＿＿秒

　　　　　　正常对照APTT值＿＿＿＿＿＿秒

（四）注意事项

1. 温浴待测血浆勿超过5分钟。

2. 重复测定两次以上取平均值。

3. 每次均设正常对照。

三、思　考　题

1. 简述0.109mol/L枸橼酸钠溶液抗凝原理。

2. 为什么加入Ca^{2+}可以启动反应？

3. APTT测定试剂中白陶土与磷脂的作用是什么？

4. APTT的检测是哪条途径的筛查实验？

5. 检测标本为什么要3000r/min离心15分钟？

（张　琼）

第五章　尿液常规检验

实验十七　尿液理学检验

一、目 的 要 求

1. 了解尿液理学检查的测定内容。
2. 掌握尿液理学检查的实验操作及临床意义。

二、实 验 内 容

(一)尿液理学检验内容

1. 一般性状检查

(1)颜色:正常颜色为深浅不同的黄色,多为淡黄色。尿液颜色的检查主要靠肉眼观察。多种因素能改变尿液的颜色,如食物、药物、运动、出汗等。病理性改变可见:①乳白色:见于脂肪尿、乳糜尿;②红褐色:见于血尿、血红蛋白尿等。

(2)透明度:正常人的新鲜尿液多数清晰透明,或微混,报告按肉眼观察记录,如:透明、微混、浑浊等。浑浊尿可见于:盐类结晶、菌尿、脓尿、血尿、脂尿、乳糜尿等。

(3)尿量:正常人一昼夜排出尿量为 1000～2000ml/24h,平均 1500ml/24h。24 小时尿量>2500ml 为多尿,<400ml 为少尿,<100ml 为无尿。

2. 显微镜检查

(1)尿液细胞成分检查

1)上皮细胞

① 扁平上皮细胞(鳞状上皮细胞):来自尿道、膀胱、阴道等黏膜表层。似鱼鳞样,核小呈圆形或卵圆形,正常可见。尿道炎时可大量出现(彩图 54)。

② 大圆上皮细胞(膀胱上皮细胞)来自膀胱。似草帽,细胞圆形,较扁平上皮细胞小,但核圆稍大(彩图 55)。

③ 小圆上皮细胞(肾小管上皮细胞):来自肾小管。细胞圆形,较白细胞大,核圆较大,胞浆可见脂肪滴(彩图 56)。

④ 移行上皮细胞(尾形上皮细胞):来自肾盂、输尿管及膀胱颈部。细胞形态多呈拖尾形,较扁平上皮细胞小(彩图57)。

[临床意义] 正常尿液可见少量扁平上皮细胞,如出现多量扁平上皮细胞或其他上皮细胞均为病理现象。

2)红细胞:新鲜红细胞比白细胞小,正面呈圆盘状,侧面呈双凹形或单凹形,在高渗尿液中红细胞呈皱缩状,低渗尿液中红细胞呈影细胞,又称红细胞淡影(彩图58)。

[参考值] 正常人红细胞0~3个/HP,平均>3个/HP,称镜下血尿。

[临床意义] 引起血尿的疾病很多,有泌尿系统自身的疾病、全身其他系统的疾病及泌尿系统附近器官的疾病等。

3)白细胞和脓细胞:新鲜尿液白细胞形态与外周血中白细胞形态基本一样,胞浆颗粒清晰,加稀醋酸可使胞核清楚。如白细胞变性或坏死,则胞体变大,内部结构模糊,仅见充满颗粒,即称脓细胞。

[参考值] 正常人不超过5个/HP。

[临床意义] 泌尿系统感染。

(2)管型:管型形成的3个条件:肾小管分泌有大量的T-H糖蛋白和白蛋白;肾小管有浓缩酸化的能力;可供交替使用的肾单位。

根据管型的形态学可分为下列几种:

1)透明管型:正常人偶见为无色透明,内部结构均匀的圆柱状体,较窄而两端钝圆,偶尔会有少许细颗粒,因其透明度大,易被忽略,应在弱光下观察(彩图59)。

2)细胞管型:在透明管型基础上,管型基质内含有细胞,其数量超过管型体积的1/3时,称为细胞管型。此类管型出现常表示肾脏病变在急性期。

① 红细胞管型:在管型基质中含有红细胞超过1/3体积时(彩图60)。

② 白细胞管型:在管型基质中含有白细胞超过1/3体积时(彩图61)。

③ 上皮细胞管型:在管型基质中含有小圆上皮细胞超过1/3体积时(彩图62)。

3)颗粒管型(彩图63):

① 细颗粒管型:由上皮细胞变性演变而来,细颗粒在管型基质内其含量超过1/3体积。

② 粗颗粒管型:由白细胞演变而来,粗颗粒在管型基质内其含量超过1/3体积。

4)脂肪管型:管型基质内含有脂肪滴,其含量超过1/3体积(彩图64)。

5)肾衰竭管型:由受损变性的肾小管上皮细胞碎屑,在明显扩大的集合管内凝集而形成宽大而长,不规则,易折断的颗粒管型。肾功能衰竭时出现(彩图65)。

6)蜡样管型:由细胞颗粒管型继续碎化而来,呈蜡黄色,外形宽大,有折光性,易断裂,边缘常有切口,有时呈扭曲状(彩图66)。

尿中出现管型是肾脏疾病的最重要症状之一,表明有肾实质损害。易被误认为管型的物体有:①类圆柱体:形似透明管型;黏液丝;②假管型:类似颗粒管型。

（3）结晶:尿沉渣中结晶多来自食物的盐类,一般来说并无临床意义。如果在尿液中见到磺胺类结晶时对临床有意义。其形状各异,有哑铃状,球形辐射状,长方形,薄板状等。服用磺胺药物时,如在新鲜尿中出现大量磺胺结晶并伴有 RBC,则有可能发生泌尿道结石,导致少尿、无尿、血尿和肾绞痛。此外病理情况下还可见胱氨酸、酪氨酸等结晶(彩图 66～彩图 71)。

（4）其他:病原体、精子等(彩图 72～彩图 76)。

（二）试剂与器材

光学显微镜、玻片、离心机、试管。

（三）实验操作

取新鲜混匀尿液 10ml 于离心管内,以 1500r/min 离心 5 分钟弃去上清液,留取沉渣液混匀后取一滴涂于洁净玻片上直接显微镜镜检。

报告方式:观察 20 个视野(低倍镜,LP)和观察 10 个视野(高倍镜,HP),按下列方式报告:

管型报告　最低值～最高值 个/LP(低倍镜)
细胞报告　最低值～最高值 个/HP(高倍镜)
结晶报告　占 1/4 视野(+)　　占 1/2 视野(++)
　　　　　占 3/4 视野(+++)　满视野(++++)

以上有形成分未见则不报告。

（四）注意事项

1. 尿液标本一定要新鲜。
2. 若红细胞数量较多,可用冰醋酸破坏后再观察其他有形成分。

三、思　考　题

1. 尿外观有哪些常见改变及其临床意义?
2. 简述尿管型形成的必要条件。
3. 尿液检测为何要新鲜并要离心取沉渣镜检?
4. 正常人尿液可否出现管型? 为何种管型及其量如何?
5. 如尿液中出现大量结晶并伴有多量红细胞提示什么?

（曹　玲　张　琼）

实验十八　尿液干化学分析(尿十项)

一、目　的　要　求

1. 了解尿十项测定项目的实验原理。
2. 掌握尿十项测定的方法与注意事项。

二、实　验　方　法

(一) 原理

1. **尿蛋白定性试验原理**　尿液中蛋白质在一定的 pH 范围内与试带上的溴甲酚蓝、四溴酚蓝二酯结合,蛋白质离子吸引带相反电荷的指示剂,形成复合物,发生显色反应,蛋白质浓度越大,变色程度就越大,蛋白质含量的多少与颜色深浅的变化成正比。

2. **尿糖定性试验原理**　尿中葡萄糖在试纸上的葡萄糖氧化酶催化作用下生成葡萄糖酸内酯和过氧化氢(H_2O_2),试纸中的过氧化物酶又催化过氧化氢使色素原(邻甲苯胺、碘化钾)氧化而显色,根据颜色深浅判断葡萄糖含量,此法称葡萄糖氧化酶法。

3. **胆红素反应原理**　在酸性条件下,重氮盐作用于胆红素的中央,使其断开并与重氮盐偶合形成 2 分子的偶氮胆红素,从而产生颜色变化。

4. **尿胆原的反应原理**　尿胆原分析试纸的反应原理一般有两种,一种是尿胆原在酸性条件下与对-二甲氨基苯甲醛发生醛化反应(尿胆原与醛缩合生成红色的缩醛化合物,即常见的欧氏试剂)。另一种是重氮盐法,即尿胆原在酸性条件下,与重氮盐偶联生成紫红色的偶氮化合物。

5. **酮体反应原理**　尿酮体包括乙酰醋酸、丙酮、β-羟丁酸,后者虽不属于酮类,但经常与前两者伴随出现,因而统称为酮体。反应原理是在碱性条件下,尿中的乙酰醋酸、丙酮与硝普钠反应,生成紫红色的复合物。这种测试方法对乙酰醋酸的敏感度为 5 ~ 10mg/dl,对丙酮的敏感度为 40 ~ 70mg/dl,并且不与 β-羟丁酸反应。

6. **尿比重 SG 反应原理**　尿液比重试纸的反应原理是离子交换法,聚电解质——甲基乙烯基醚和顺丁烯二酸的共聚体是弱酸性(—COOH 基)离子交换体,而尿液中以盐的形式存在的电解质(M^+X^-),在尿液中离解释放出 M^+ 阳离子(以 Na^+ 为主),与离子交换体中的氢离子置换释放出 H^+ 离子,而 H^+ 离子使 pH 指示剂

溴麝香草酚蓝产生颜色变化。(颜色由绿到黄的变化)

7. 尿液潜血反应原理 尿液潜血分析试纸的反应原理是利用血红蛋白中的亚铁血红素的假过氧化物酶活性催化分解过氧化物,产生新生态的氧,氧化指示剂,使指示剂显色,从显色的强度可以得知尿液中血的浓度。

8. 尿 pH 测定原理 pH 试纸的应用是非常广泛的,pH 的反应原理是基于 pH 指示剂法,目前,一般的尿液 pH 分析试纸中含有甲基红[pH4.2(红)~6.2(黄)],溴甲酚绿[pH3.6(黄)~5.4(绿)]溴百里香酚蓝[pH6.7(黄)~7.5(蓝)],这些混合的酸碱指示剂适量配合可以反映尿液 pH4.5~9.0 的变异范围。

9. 亚硝酸盐测定原理 尿液中的亚硝酸盐与试纸块中的对氨基苯砷酸或磺胺发生重氮化反应,生成重氮盐,生成的重氮盐再与试纸上的 N-1-萘基乙二胺盐酸盐或四氢苯并喹啉-3-酚偶合生成红色的偶氮化合物(盖氏试剂法)。

10. 尿白细胞测定原理 尿液中白细胞测定的反应原理是利用中性粒细胞内酯酶催化水解吲哚酚酯水解,产生游离酚,游离酚氧化偶合或与试纸中的重氮盐偶合而显色。

(二) 试剂与器材

尿十项试纸条、标准比色板(或尿十项分析仪)。

(三) 操作步骤

将试带浸入尿中 3~5 秒,浸透后取出在容器边缘除去多余尿液 60 秒后对照标准比色板进行比色,判断结果。或放入尿十项分析仪进行检测。

报告方式(表 5):

表5 尿常规检查报告

	缩写代码	项目名称	结果报告
1	GLU	尿糖	阴/阳性或 mmol/L
2	KET	酮体	阴/阳性或 mmol/L
3	BLD	潜血	阴/阳性
4	PRO	蛋白	阴/阳性或 g/L
5	NIT	亚硝酸盐	阴/阳性
6	BIL	胆红素	阴/阳性或 umol/L
7	URO	尿胆原	umol/L
8	pH	酸碱度	pH
9	SG	比重	比重
10	LEU	白细胞	阴/阳性或 leu/uL

（四）注意事项

1. 尿糖分析试纸的后一步反应是氧化还原反应,当尿液中含有比色素还原能力更强的物质时,可使测试结果偏低甚至出现假阴性。如尿液中含有维生素 C 时就能使测试结果偏低甚至假阴性。抗生素对班氏法糖定性、糖定量测定结果都有一定的影响,而对干化学法的测试结果无影响。尿液存放时间过长也能使尿糖被细菌分解使浓度下降,但含有抗生素时几乎不下降。

2. 标本必须新鲜,以免胆红素被氧化成胆绿素,强烈的阳光会加速此反应。放置时间长可使尿胆原氧化成尿胆素。尿液中的一些内源性物质如胆色素原、吲哚、胆红素等,可使胆红素测试结果出现假阳性;一些药物如吩噻嗪等可产生颜色干扰。另外,尿液中含有大量维生素 C 或亚硝酸盐时,可抑制重氮耦合反应,使测试结果偏低甚至出现假阴性。

3. 尿液比重测定:标本必须新鲜,不能含有强碱、强酸等物质(如奎宁、嘧啶等药物),这些物质的存在都会影响尿液比重的测定。当尿液 pH 大于 7 时,应在测定结果上加上 0.005 作为强碱尿的校正。在尿液分析仪上一般都有自动校正功能。尿液分析试纸实际上测定是尿液中的离子浓度,尿液中的非离子化合物(如葡萄糖、造影剂等)对测定结果必然有一定的影响。

4. 尿酮体中的丙酮和乙酰醋酸都是挥发性物质;乙酰醋酸受热易分解成丙酮;尿液被细菌污染后,酮体消失。因此,尿样必须新鲜,检测应该及时,以免测试结果偏低或出现假阴性。干化学法测定酮体时对乙酰醋酸的敏感度约是丙酮的 7～10 倍,因此,与其他的检测方法存在一定的差别。

5. 成年女性的经血常可引起尿潜血测试结果出现假阳性,因此应采取必要的采尿措施以减少污染。潜血试纸不仅可以测试红细胞,还能测试血红蛋白,因此,当红细胞破裂血红蛋白释放时,可引起试纸测试结果与镜检结果的不一致,应加以区别。尿液中含有对热不稳定酶、肌红蛋白或菌尿,可引起假阳性;尿液中含有大量维生素 C 时,可以抑制后一步反应的进行,使潜血测试结果偏低甚至出现假阴性,因此,测试时应使用具有抗维生素 C 干扰能力的分析试纸。

6. pH 检测时尿标本必须新鲜,放置过久细菌分解尿液成分可导致尿液 pH 改变。大多数情况下,细菌分解尿素产生氨,使尿液呈碱性;少数情况下,细菌也分解尿液成分产生酸性物质,使尿液 pH 偏酸。当肾脏分泌的尿液含有过多的碳酸氢盐和碳酸缓冲对时,放置时间过长,使尿液中的二氧化碳自然扩散到空气中,使尿液 pH 增高。尿液标本必须新鲜,变质的尿液会使尿液的 pH 产生变化,或者尿液本身过酸、过碱都会影响测试结果。特别是含有奎宁、奎尼丁和嘧啶等药物时,尿液呈碱性(pH>8.0),超过了试纸本身的缓冲能力,可能出现假阳性结果。

7. 尿液分析试纸对于白蛋白的敏感度远远超过其他蛋白,因此,在尿液中含有其他种类的蛋白时,干化学法的测试结果可能为阴性。多种物质(大多为药物)对尿蛋白的测定结果都有影响,如青霉素可以使测试结果偏低甚至出现假阴性;季铵盐、PVP(聚乙烯吡咯烷酮)、奎宁等可使试纸出现假阳性;某些洗涤液污染尿液时,测试结果会偏低。另外,大量饮水会稀释尿液,可能造成漏检。

8. 当尿液中缺少硝酸盐时,即使有细菌感染也会出现阴性结果;尿液在体内的留存时间太短会因为硝酸盐来不及还原而得到阴性结果。留取标本的样杯必须清洁,并及时送检,以免存放时间过长使细菌生长而出现假阳性结果。使用利尿剂后,尿中的亚硝酸盐含量降低,可能出现假阴性;硝基呋喃可降低反应的灵敏度;非那吡啶可引起假阳性;使用抗生素后,细菌被抑制可出现假阴性;尿液中含有大量维生素 C 时,也可能出现假阴性。高比重尿可降低测试反应的灵敏度,尿中的亚硝酸盐离子小于 1.0mg/L 时,可能出现假阴性结果。

9. 分析试纸只与粒细胞浆内的酯酶起作用,因此分析试纸只能测定粒细胞,不能测定淋巴细胞,在肾移植病人发生排异反应尿中以淋巴细胞为主时,会得到阴性结果,应参考其他检测方法,做出正确的判断。另外,白细胞破裂后,酯酶释放到尿液中,干化学的检测结果还能是阳性,而镜检则为阴性。尿液被甲醛污染,或含有高浓度胆红素,或使用某些药物时可出现假阳性;尿蛋白>5g/L,或尿液中含有大剂量先锋Ⅳ;庆大霉素等药物时,可使结果偏低或出现假阴性。尿液未混匀,尿液分析仪的载物台上有污染物等情况都会使结果产生偏差。

10. 试纸条必须干燥,使用时不能手触试剂垫部分。

三、思　考　题

1. NIT 阳性有何临床意义?
2. 简述血尿的定义及分类。
3. 为什么尿潜血阳性但镜检无红细胞?
4. 为什么尿白细胞阳性但镜检无白细胞?
5. 维生素 C 为什么会干扰尿糖检测结果?

(曹　玲)

第六章 粪便检验

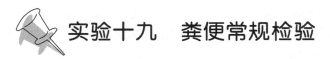

实验十九　粪便常规检验

一、目的要求

掌握粪便常规检查的测定方法及临床意义。

二、实验内容

（一）一般性状检查

1. 颜色与性状　正常人粪便为黄褐色软便,病理情况下可见:稀糊状或水样便、脓血便、鲜血便、黑便及柏油样便、白陶土样便、米泔样便。

2. 寄生虫体　肉眼观察是否有较大虫体及其节片。

（二）显微镜检查

1. 细胞
（1）白细胞:多为中性粒细胞,正常不见或偶见。肠道炎症时增多。
（2）红细胞:正常不见。肠道下段炎症或出血可出现,如痢疾、结肠癌等。
（3）大吞噬细胞:见于细菌性痢疾。

2. 食物残渣　肌肉纤维、淀粉颗粒、脂肪滴。正常少量。

3. 寄生虫和寄生虫卵。

（三）器材及用品

光学显微镜、生理盐水、滴管、载玻片、竹签。

（四）操作方法

在洁净玻片上加 1~2 滴生理盐水,用竹签挑取粪便少许(如混有黏液或脓血等,应挑取异常部分),与生理盐水混合,涂成薄膜,在显微镜下直接镜检。

（五）报告方式

1. 先描述粪便性状(颜色、软硬度)。
2. 细胞成分报告(表6)。

表6　粪便常规报告

观察10个高倍视野	报告方式(个/HP)
只见1个	偶见
有的视野不见,有的视野最多可见2~3个	0~3
每个视野最少见到5个,最多10个	5~10(+)
每个视野都在20个以上	20~40(++)
每个视野中细胞满视野,难以计数	满视野(+++~++++)

3. 虫卵报告　未找到者注明"未找到虫卵",找到者则找到几种报告几种,并以10个低倍视野报告所见最小值到最大值数量。

（六）注意事项

1. 粪便要新鲜并及时送检。
2. 涂片应挑取黏液或脓血等异常部分。
3. 涂片不宜过厚。

三、思　考　题

1. 病理情况下,粪便的颜色有何改变?
2. 黏液性脓血便主要见于哪些疾病?
3. 绿色稀便见于何种疾病?
4. 柏油样便说明消化道的出血量至少在多少毫升以上?
5. 粪便中可以检查到的寄生虫卵有什么?

（黄艳春）

实验二十　粪潜血试验

一、实　验　目　的

1. 掌握粪潜血实验的测定原理。
2. 了解粪潜血实验的测定方法。

二、实　验　内　容

（一）原理

1. 化学方法实验原理　血红蛋白中的亚铁血红素有类似过氧化物酶的作用，能分解过氧化氢释放出新生态氧，使受体氧化而成色，由此而检出微量血液存在。常用受体有联苯胺、邻甲苯胺等。

2. 免疫学方法实验原理　利用抗人血红细胞基质抗体（大肠癌单抗）或抗人血红蛋白单克隆抗体（HbMAb）检测人血中的抗原。此两种抗体只对人红细胞基质和血红蛋白反应，对其他动物血、肝等不作用，故不会有假阳性发生，不用禁食。（HbMAb 对消化道任何部位微量出血均可阳性，而大肠癌单抗只对下消化道出血才反应，因为上消化道出血时血中红细胞基质在上消化道已被酶消化破坏，而下消化道出血，其红细胞基质仍保留。）

（二）试剂与材料

1. 化学法　联苯胺粉剂、冰醋酸、3% 过氧化氢。
2. 免疫法　粪潜血检测试剂盒。

（三）操作步骤

1. 化学法
（1）联苯胺少许放于粪便上。
（2）滴入 1～2 滴冰醋酸。
（3）再滴入 3% 过氧化氢 1～2 滴，混合。
（4）如呈蓝色即为阳性。
（5）结果报告：潜血实验　阴性/（弱）阳性。
2. 免疫法
（1）取少量标本用试剂混合液稀释。

（2）取出试条将其吸水端蘸取上述混匀稀释液后平行放置。

（3）5 分钟观察结果,10 分钟后无效。

（4）结果判断:①阳性:出现两条紫红色条带;②阴性:仅质控区(C)出现一条紫红色条带;③无效:质控区(C)未出现一条紫红色条带。

（四）注意事项

化学法检测前应告知患者,禁食肉、血、肝及绿色蔬菜,否则可引起假阳性,不能服用维生素 C 等还原性药物,否则可引起假阴性。

三、思 考 题

1. 食肉、血、肝及绿色蔬菜为什么可引起粪潜血实验假阳性?

2. 服用维生素 C 等还原性药物为什么可引起粪潜血实验假阴性?

3. 粪潜血阳性说明消化道出血至少有多少毫升?

（黄艳春）

第七章　体液及分泌物检查

实验二十一　脑脊液检查

一、目 的 要 求

1. 掌握脑脊液(CSF)的常规检验。
2. 了解常见中枢神经系统疾病脑脊液的变化特点。

二、实 验 内 容

(一) 原理

1. 蛋白定性试验(Pandy 试验)检测原理　脑脊液蛋白质与苯酚结合后,形成不溶性蛋白盐而产生白色混浊。

2. 葡萄糖氧化酶法

$$葡萄糖+H_2O+O_2 \xrightarrow{葡萄糖氧化酶} 葡萄糖酸+H_2O_2$$

$$2H_2O_2+4-氨基安替比林+酚 \xrightarrow{过氧化物酶} 红色醌类化合物+H_2O$$

在波长 505nm 比色测定红色醌类化合物吸光度,同样处理标准液吸光度,计算标本中葡萄糖含量。

(二) 器材与试剂

1. 器材　722 分光光度计、显微镜、计数板、滴管、微量吸管、小试管、水浴箱。
2. 试剂　5% 的饱和苯酚溶液、班氏试剂。

(三) 操作步骤操作要点

1. 理学检查

(1) 颜色:正常脑脊液为无色透明液体。病理情况下可有不同的颜色改变,可用无色、黄色、红色、褐色等表示。

（2）透明度：正常脑脊液清晰透明。脑脊液混浊主要是由于感染或出血导致脑脊液中细胞成分增多所致，混浊程度与细胞数量有关。可用清晰透明、微浊、混浊等描述。

（3）凝固性：正常脑脊液无凝块、沉淀或薄膜形成。在炎症情况下，脑脊液中蛋白质含量增高，当高于10g/L时，可形成凝块。化脓性脑膜炎的脑脊液静置1~2小时可形成凝块或沉淀物。结核性脑膜炎的脑脊液静置12~24小时后，标本表面有纤细的网膜形成，取此膜做结核杆菌检查，可获得较高的阳性率。蛛网膜下腔梗阻时，由于脑脊液循环受阻，蛋白含量增高常呈黄色胶样。脑脊液凝固性可用无凝块、有凝块、有薄膜、胶胨状等描述。

2. 化学检查

（1）蛋白质检查：蛋白定性试验，实验操作取饱和苯酚溶液约2ml于试管中，用滴管加入脑脊液一滴，置黑色背景处观察，如显白色混浊即为阳性，结果可根据其白色混浊程度分别判断为：

–	无变化
+/–	白色混浊不明显
+	白色微浊
++	白色混浊
+++	出现絮状沉淀
++++	立即形成凝块

（2）葡萄糖氧化酶法：实验操作步骤：

加入物	空白管	标准管	测定管
蒸馏水	20μl		
标准液		20μl	
脑脊液			20μl
试剂	3ml	3ml	3ml

混匀置37℃水浴箱保温15分钟，用分光光度计波长505比色以空白调零点分别读出各管吸光度。

计算：$葡萄糖 = \dfrac{测定管吸光度}{标准管吸光度} \times 标准液浓度 \ mmol/L$

备注：生化自动分析仪法：按试剂盒说明书提供的参数进行操作，对脑脊液可进行蛋白、糖和氯的定量测定。目前手工法已逐渐被仪器法所取代。

3. 显微镜检查

（1）细胞总数计数

1）直接计数：如CSF清晰透明，则直接滴CSF充满血细胞计数池，静置2~3min后，计数5个大方格（四角及中央共5个大方格）中全部细胞乘2即得每微升内细胞总数,再乘 10^6 即为每升内细胞总数。

2）稀释计数:如果细胞太多,可用生理盐水做适当稀释后计数,计算结果时应乘上稀释倍数。

（2）白细胞计数及分类

1）直接计数:如细胞不多可用吸管吸取冰醋酸湿润管壁后吹出,用同一吸管吸取脑脊液,充入计数池内。计数方法同细胞总数计数法。

2）稀释计数:如细胞太多,可用白细胞稀释液稀释后按上述方法计数,再换算成每升白细胞数。

白细胞计数大于 20 个,需进行白细胞分类。根据白细胞体积和细胞核的形状分为单个核白细胞和多型核白细胞,分别以 L 和 N 代表。如果用高倍镜不易区分细胞时,可将 CSF 离心沉淀。取沉淀涂片,制成均匀薄膜,置室温内待干,进行瑞特染色后用油镜分类。

4. 报告方式

（1）理学检查:外观、透明度、凝固性。

（2）化学检查:蛋白定性试验:阴性或阳性;葡萄糖半定量实验。

（3）显微镜检查:

细胞总数计数		白细胞计数及分类	
直接计数	$\times 10^6/L$	直接计数	$\times 10^6/L$
稀释计数	$\times 10^6/L$	稀释计数	$\times 10^6/L$
		分类:多个核细胞	%
		单个核细胞	%

（四）注意事项

1. 由于脑脊液长时间放置可凝固,细胞变性、细菌破坏和自溶等,所以留取标本后应及时送检。

2. 血性脑脊液经离心沉淀后,用上清液进行检查。

3. 蛋白定性试验中加入标本后立即在黑色背景下观察结果。如浑浊不明显,下沉缓慢并中途消失为阴性。

4. 显微镜检查要在低倍镜、暗视野下观察,分类时转为高倍镜。

三、思 考 题

1. 脑脊液白细胞计数正常参考范围及其增高的临床意义。

2. 化脓性脑膜炎,结核性脑膜炎,病毒性脑膜炎在细胞计数分类中各以哪类为主？

3. 葡萄糖半定量实验中若未编排试管号能否判断实验结果？

4. 若细胞计数中红细胞过多不能看清白细胞数量怎么办？

5. 蛋白定性试验主要检测的是何种蛋白？

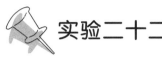

实验二十二　浆膜腔积液检查

一、目的要求

1. 掌握浆膜腔积液的常规检验。

2. 熟悉渗出液与漏出液的鉴别和常见渗出液的特征及临床意义。

3. 了解黏蛋白定性的原理、方法及结果判断。

4. 理解渗出液与漏出液形成的机制。

二、实验内容

（一）原理

1. 蛋白定性试验（Rivalta 试验）检测原理　浆膜黏蛋白等电点为 pH 3～5，在酸性条件下呈白色云雾状沉淀。

2. 蛋白定量试验原理　浆膜腔积液中蛋白质的肽键在碱性溶液中能与二价铜离子作用生成稳定的紫色络合物，这种紫色络合物在 540nm 处有明显的吸收峰，吸光度在一定范围内与蛋白含量呈正比关系，经同样处理的蛋白标准液比较即可求得蛋白含量。

（二）材料与试剂

1. 仪器　显微镜、计数板、微量吸管、小试管、100ml 的量筒、生化分析仪。

2. 试剂　3% 冰醋酸。

（三）操作步骤操作要点

1. 理学检查

（1）颜色：正常胸膜腔积液为清亮淡黄色液体。漏出液一般为深浅不同的黄色或绿色，渗出的颜色随病情而改变，颜色可用黄色、红色、绿色等描述。

（2）透明度：正常胸膜腔积液为清晰透明液体。积液的透明度常与其所含细胞、细菌、蛋白质等程度有关。

（3）比重：用比重计测量，方法同尿比重的测量。漏出液常在 1.015 以下，渗出液在 1.018 以上。

（4）凝固性：漏出液不易凝固，渗出液可因含大量纤维蛋白原而凝固或有凝块形成。

2. 化学检查

（1）蛋白质检查：正常情况下，人体的胸腔、腹腔、心包腔、关节腔统称为浆膜腔。浆膜腔内仅有少量的液体起润滑作用。浆膜腔积液中蛋白以黏蛋白为主，根据其蛋白含量的多少区别是渗出液还是漏出液。当蛋白<25g/L 时多为漏出液，蛋白>30g/L 时为渗出液。

1）蛋白定性试验（Rivalta 试验）操作：取 100ml 蒸馏水置量筒中，加冰醋酸 2~3 滴，混匀，用吸管吸取穿刺液，加一滴于稀醋酸溶液中，呈白色云雾状沉淀至筒底者为黏蛋白阳性反应；不出现白色沉淀或混浊半途扩散消失者为阴性，示为漏出液。

−	无变化
+/−	白色云雾状不明显
+	白色云雾状
++	白色混浊
+++	出现絮状沉淀
++++	立即形成凝块

2）蛋白定量试验操作：生化自动分析仪法：按试剂盒说明书提供的参数进行操作。

3. 显微镜检查

（1）细胞总数计数

1）直接计数：如浆膜腔积液清晰透明，则直接滴积液充满血细胞计数池，静置 2~3min 后，计数 5 个大方格（四角及中央共五个大方格）中全部细胞乘 2 即得每微升内细胞总数，再乘 10^6 即为每升内细胞总数。

2）稀释计数：如果细胞太多，可用生理盐水作适当稀释后计数，计算结果时应乘上稀释倍数。

（2）白细胞计数及分类

1）直接计数：如细胞不多可用吸管吸取冰醋酸湿润管壁后吹出，用同一吸管吸取脑脊液，充入计数池内。计数法同上。

2）稀释计数：如细胞太多，可用白细胞稀释液稀释后按上述方法计数，再换算成每升白细胞数。如白细胞计数大于 20 个，进行白细胞分类。根据白细胞体积和细胞核的形状分为单个核白细胞和多型核白细胞，分别以 L 和 N 代表。如果用高倍镜不易区分细胞时，可将浆膜腔积液离心沉淀，取沉淀涂片，制成均匀薄膜，置室温内待干,进行瑞特染色后用油镜分类。

4. 报告方式

(1)理学检查:外观、透明度、比重、凝固性。

(2)化学检查:蛋白质检查:蛋白定性试验阴性或阳性;蛋白定量试验 g/L。

(3)显微镜检查:

1)细胞总数计数:直接计数 $\times 10^6$/L 稀释计数 $\times 10^6$/L

2)白细胞计数及分类:直接计数 $\times 10^6$/L 稀释计数 $\times 10^6$/L

(四)注意事项

1. 由于浆膜腔积液易凝固,细胞变性、细菌破坏和自溶等,所以留取标本后应及时送检,理学检查和细胞学检查易采用 EDTA-K_2 抗凝。

2. 渗出液可因大量的纤维蛋白原存在而凝固,但有时因含有纤溶酶可将纤维蛋白溶解,看不到凝块。

3. 血性浆膜腔积液经离心沉淀后,用上清进行检查。

4. 量筒的高度与蒸馏水的量要足够。

5. 加入标本后立即在黑色背景下观察结果。如浑浊不明显,下沉缓慢中途消失为阴性。

三、思 考 题

1. 做浆膜腔积液的目的是什么?

2. 漏出液和渗出液形成的原因?

3. 漏出液和渗出液鉴别要点?

4. 浆膜腔积液检测的是何种蛋白?

5. 正常浆膜腔积液有哪些成分?

(季 萍)

第八章　免疫学检验

实验二十三　乙型肝炎表面抗原
检测（ELISA）

一、目 的 要 求

1. 通过实验掌握酶联免疫定性实验的原理。
2. 熟悉酶联免疫定性试验的操作方法。

二、实 验 内 容

（一）原理

免疫酶技术是将抗原抗体反应的特异性与酶的高效催化作用有机结合的一种方法。目前应用最多的免疫酶技术是酶联免疫吸附实验（ELISA），以双抗体夹心法 ELISA 检测乙型肝炎表面抗原（HBsAg）为例。将乙型肝炎表面抗体结合到固相载体上（聚苯乙烯制成的小孔），然后加被检血清，倘若样品中有相应抗原，则与抗体在载体表面形成复合物。再加入酶标记的特异性抗体通过抗原也结合到载体的表面。在酶最适的温度下温育后，洗板洗去过剩的标记抗体，保留抗原抗体复合物。最后加入酶的底物显色剂，在一定时间内经酶催化产生的有色产物的量与血清中抗原含量成正比，借此可检测血清中 HBsAg 的存在（图9）。

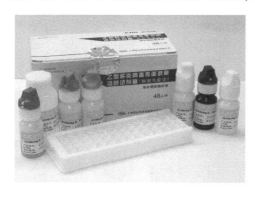

图9　乙肝 HBsAg 试剂

（二）材料与试剂

1. 试剂　待检血清、阴性、阳性对照品、显色剂 A 液、B 液、洗涤液、酶结合物（HRP-SPA）、终止液。

2. 器材　48 孔或 96 孔聚苯乙烯反应板、50μl 微量移液器、恒温箱（37℃）、封板条、移液头及吸水纸、洗板机。

（三）操作步骤

1. 用微量移液器分别加空白（A1 孔）、阴性对照（B1、C1 孔）、阳性对照（D1、E1 孔）、待检血清（F1、G1、H1、A2 等孔）各 50μl。

2. 每孔加入酶结合物 50μl，37℃水浴箱温育 30 分钟。

3. 用洗涤液洗板 5 次，每次静置 5 秒，甩干，在吸水纸上拍干。

4. 每孔分别加入显色 A 液、B 液各 50μl 混匀。37℃水浴箱温育 15 分钟。

5. 取出加 50μl 终止液混匀，酶标仪读取吸光度结果。如待检孔与阳性对照孔一致均为黄色，且待测孔吸光度大于 CUTOFF 值表明待检血清结果为阳性反应，否则为阴性反应。

6. 报告结果　乙肝表面抗原（HBsAg）：阴性反应/阳性反应。

（四）注意事项

1. 加样时应将标本加到孔底，避免加在孔壁上部；尽量避免微孔中有气泡。

2. 保温避免蒸发，应用封板条封板。反应的温度和时间要准确。

3. 洗板次数要准确，拍板要干净。

4. 显色严格在规定时间内读取结果。

三、思　考　题

1. 简述酶联免疫定性实验基本原理。

2. 酶免疫技术有哪些特点？

3. 实验过程中有哪些注意事项？

4. 在 ELISA 试验中，哪一步骤不是 ELISA 的反应过程，但却是决定试验成败的关键？

5. 在 ELISA 试验中，所必需的试剂有哪些？

（余莉华）

实验二十四　金标法检测 HCG 抗体
（免疫层析试验）

一、目 的 要 求

1. 通过实验掌握免疫层析试验的原理。
2. 熟悉免疫层析试验的操作方法。

二、实 验 内 容

（一）原理

抗 HCG 免疫金复合物干片粘贴在近下端,抗 HCG 单克隆抗体和抗小鼠 IgG 抗体分别固化于 NC 膜的测试区和质控参照区。当试纸条下段浸入液体标本中,下端吸水材料即吸取液体向上移动,流经干片时,使免疫金复合物复溶,并带动其向膜条渗移。若标本中有 HCG,可与抗 HCG 免疫金复合物结合。此抗原抗体复合物流至测试区时即被固相抗体所获,在膜上显出红色反应条。过剩的免疫金复合物继续前行,至质控区与固相抗小鼠 IgG 结合,呈现出红色质控线条。

（二）材料与试剂

1. "一步胶体金法"早早孕妊娠诊断试纸条(图 10)。

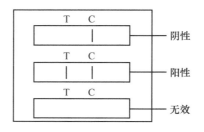

图 10　金标法结果判断

2. 尿液收集杯。
3. 妊娠尿。

（三）操作步骤

1. 纸条下端标志部插入尿液中 10 秒钟左右,取出后放平,置室温下 3 分钟。

2. 目测观察结果　若出现两条紫红色为 HCG 阳性反应(妊娠),若只出现质控参照线显示紫红色为阴性反应(未妊娠)。

3. 报告结果　尿 HCG　阴性反应/阳性反应。

（四）注意事项

1. 试纸条插入尿液中不能超过试纸条标记线。

2. 必须在 5min 以内读取结果。

三、思　考　题

1. 免疫层析试验的优点有哪些?

2. 免疫层析试验检测有哪些注意事项?

3. 简述免疫层析试验的原理。

4. 如果试纸条插入尿液中超过试纸条标记线会出现怎样的结果?

5. 实验过程中,试纸条的质控区和测试区都没有出现紫红色阳性线,你认为这是一种什么结果?

（薛　黎）

第九章　微生物学检验

实验二十五　细菌检查的基本技术

一、目 的 要 求

1. 掌握平板划线法及用途。
2. 了解斜面、液体和半固体培养基等各种接种方法。

二、实 验 内 容

(一) 原理

为了从临床标本中分离出病原菌并进行准确鉴定,除选择好合适的培养基外,还要根据待检标本的来源、培养目的及所使用培养基性状,采用不同的接种方法。

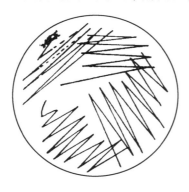

图 11　分区划线法

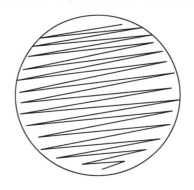

图 12　连续划线法

1. 平板划线接种法　本法是常用的细菌分离培养法。由于它可使细菌分散生长,形成单个菌落,有利于识别鉴定细菌,故可从含有多种细菌待检标本中分离出目的菌。分离培养的平板培养基应表面干燥,为此可于用前置37℃孵育箱内30

分钟,这样表面既干燥有利于分离培养,又使培养基预温,对某些较娇弱的细菌(如脑膜炎奈瑟菌)培养有利。常用的平板划线接种法有以下几种:

(1)分区划线法:本法常用于脓、痰、粪便等含菌量较多的标本(图 11)。

(2)连续划线法:本法多用含菌数量较少的标本其方法(图 12)。

2. 斜面接种法　该法目的是为纯培养。通常从平板分离培养物上用接种环挑取单独菌落或者是取纯种菌,移种至斜面培养基上,使其增菌后用于进一步鉴定或保存菌种。

3. 倾注培养法　该法常用对饮料、牛乳和尿液等液体标本的细菌计数。

4. 穿刺接种法　本法多用于双糖、半固体或明胶等高层培养基的接种。

5. 液体接种法　该法多用于蛋白胨水、普通肉汤等分装于试管中的液体培养基接种。

6. 涂布接种法　通常用于纸片法药物敏感性测定,也可用于被检标本中的细菌计数。

(二)材料与试剂

1. 酒精灯、接种环、接种针。

2. 琼脂平板、斜面、液体和半固体培养基。

3. 菌种　葡萄球菌、大肠埃希菌。

(三)操作步骤、操作要点

1. 在接种时通常右手以执笔式持接种环(针),左手拿培养基配合操作。其接种程序依次为:火焰灭菌接种环(针),即先烧红金属丝部分,再转动杆部通过火焰 3～5 次(尤其针与杆接头处)即离开火焰,自然冷却,以不烫死细菌为度,可接触含琼脂培养基,如不溶化即已冷却,蘸取细菌或标本接种,接种后火焰灭菌接种环(针),先将金属丝中部置火焰中,使热自然传向环或针尖端,待残留的菌液标本干涸后,再将接种环(针)垂直置于火焰外层中烧红灭菌,以防突然高热致使残余菌液标本暴烈四溅,污染环境,最后转动杆部通过火焰 3 次。常用接种方法有如下几种。

2. 分区划线法　首先以火焰灭菌冷却后的接种环,蘸取标本均匀涂布于平板培养基边缘一小部分(为一区);然后将接种环火焰灭菌,待冷后只通过一区 2～3 次后连续划线(为二区);依次可供划线 3～5 区,火焰灭菌接种环。培养后可见每一区细菌数可逐渐减少,甚至分离出单个菌落。划线接种完毕,盖好平皿盖,倒置(平皿底部向上),标记好标本号、日期等,放入(35±1)℃孵育培养。

3. 连续划线法　首先将标本均匀涂布于平板培养基边缘的一小部分,然后自此开始,向左右两侧连续划线并逐渐向下移动直至下边缘。

4. 斜面接种法　其接种步骤如下：

（1）首先以左手持待移种培养物,右手持接种环火焰灭菌,待冷后挑取菌落。

（2）然后左手立即换取斜面培养基管,并以右手小指和无名指先转动后拔取棉塞,夹持于手指间,注意棉塞塞入试管口内的部分不得碰手和其他任何物品,以防污染。

（3）立即将试管口通过火焰灭菌后即可把接种环插入管内,从斜面底部自下而上划一条直线,再从底部开始向上划曲线接种。划线时尽可能密而匀或直接自下而上划曲线接种。

（4）若移种试管培养物时可将其与斜面培养基管同时持于左手。而右手持接种环,其小指与无名指及无名指与中指之间各拔取并夹持一个棉塞,取培养物直接接种于斜面培养基上。

5. 倾注培养法　用无菌吸管吸取原标本或经适当稀释（一般 $10^{-1} \sim 10^{-5}$ 倍稀释）的标本各 1ml,分别置于直径为 9cm 的无菌平皿内,倾入已融化并冷至 50℃ 左右的培养基约 15ml,立即混匀待凝固后倒置于（35±1）℃ 培养 18 ~ 24 小时,做菌落计数。

6. 穿刺接种法　用经灭菌后的接种针挑取菌落或培养物,由培养基中央刺到距管底约 0.3 ~ 0.5cm 处,然后沿穿刺线退出接种针。如为双糖铁等含高层斜面的培养基,则先穿刺高层部分,退出接种针后直接划曲线接种斜面部分即可。

7. 液体接种法　用左手持培养基与菌种管,右手持接种环,其小指与无名指及无名指与中指之间各拔取并夹持一个棉塞,火焰灭菌试管口,以灭菌冷却后的接种环蘸取菌种,倾斜液体培养基管,先在管壁与液面交界处研磨（研磨处以试管直立后液体能淹没接种物为主）,然后再在液体中摆动 2 ~ 3 次接种环,塞好棉塞后轻轻混合即可。

8. 涂布接种法同平板划线接种法。

（四）注意事项

1. 严格按要点操作。
2. 要树立无菌操作观念严防菌液污染。

三、思　考　题

1. 常用细菌的接种方法有几种？
2. 含菌量较多的标本用何种方法？
3. 斜面接种法的目的是什么？
4. 连续划线法的用途？
5. 平板划线接种方法的目的是什么？

实验二十六　细菌革兰染色实验

一、目 的 要 求

1. 熟知革兰染色方法。
2. 掌握革兰染色的步骤。

二、实 验 内 容

（一）原理

革兰染色是细菌学中最经典、最常用的染色方法。除粪便、血液等极少标本外,绝大多数在分离培养之前都要进行革兰染色、镜检。从而初步缩小范围,有助于进一步鉴定,为临床提供快速诊断使之早期诊断早期治疗。

原理:①等电点学说;②细胞壁结构学说;③化学学说。

（二）材料与试剂

1. 材料　显微镜、取菌环、酒精灯、载玻片。

2. 试剂

（1）革兰染液

1）甲紫染液:称取甲紫14g,溶于95% 乙醇溶液100ml 中,做成饱和液,再取饱和液20ml 与1% 草酸铵水溶液80ml 混合即成(100ml 蒸馏水+1g 草酸铵)。

2）卢戈碘液:先溶碘化钾2g 于10ml DH_2O 中,再加碘1g,待碘全部溶解后,加蒸馏水200ml 即成。

3）脱色液:95% 乙醇溶液210ml 丙酮溶液90ml 混合即成。

4）稀释苯酚复红液:取苯酚复红染液10ml 加蒸馏水90ml 即成。

（2）生理盐水。

（三）操作步骤、操作要点

革兰染色的步骤:涂片→固定→染色→脱色→复染。

1. 涂片　取载玻片一张,滴加盐水一滴,用取菌环挑取单个菌落少许涂片,注意涂片要均匀,薄厚适宜,菌膜大小一般为1cm×1cm 左右为宜。每次取菌前要注意将接种环灭菌。

2. 干燥　涂片最好在室温自然干燥。不可在火焰上烤干。

3. 固定　用火焰加热法将已干燥的涂片在酒精灯火焰中通过 3 次。固定目的:杀死细菌、使菌体与玻片黏附牢固、改变细菌对染料的通透性。

4. 染色

（1）初染:将甲紫染液加于制好的涂片上,染色 1 分钟,用细流水冲洗,甩去积水。

（2）媒染:加卢戈碘液染 1 分钟。用细流水冲洗,甩去积水。

（3）脱色:滴加 95% 乙醇溶液数滴,摇动玻片数秒钟,使均匀脱色,然后斜持玻片,再滴加乙醇,直到流下的乙醇无色为止（约半分钟）,用细流水冲洗,甩去积水。

（4）复染:加稀释苯酚复红染半分钟,用细流水冲洗,甩去积水。待标本片自干或用吸水纸吸干后,在涂片上滴加镜油,置油镜下观察。

5. 结果　葡萄球菌染成紫色,为革兰阳性菌,呈葡萄状排列;大肠埃希菌染成红色,为革兰阴性菌,呈散在的杆状（彩图 77 ~ 彩图 85）。

6. 报告方式　革兰染色找到形似葡萄状的阳性球菌或革兰染色找到阴性杆菌。

（四）注意事项

1. 操作因素　涂片太厚,固定时菌体过分受热,以及脱色时间长短,都会影响染色结果。

2. 染色因素　所有染液应防止染液蒸发而改变浓度,特别是卢戈碘液久存或受光作用后易失去媒染作用;涂片积水过多会改变染液浓度,影响染色效果,如脱色用乙醇以 95% 为宜,浓度降低会增强其脱色能力。

3. 细菌因素　细菌的菌龄不同,革兰染色的结果也有差异,一般以 18 ~ 24 小时的培养物染色效果最好,菌龄过长影响细菌染色。

三、思　考　题

1. 革兰染色的意义。
2. 革兰染色的注意事项。
3. 涂片为什么要固定?
4. 影响革兰染色的因素有哪些?
5. 革兰染液的组成各有哪些?

（季　萍）

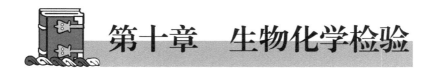

第十章　生物化学检验

实验二十七　血清、尿肌酐测定

一、目 的 要 求

1. 掌握苦味酸终点法测定血清肌酐的原理。
2. 了解终点法测定血清肌酐的影响因素。
3. 掌握内生肌酐清除率的测定和计算方法。

二、实 验 内 容

（一）原理

肌酐是肌酸代谢的最终产物,其可与碱性苦味酸反应,生成黄红色的苦味酸肌酐复合物,在 510nm 波长下,其测定的吸光度与肌酐含量成正比,与同样处理的标准液比较,即可计算其含量。尿标本稀释 30~50 倍后直接测定。

（二）实验试剂及主要器材

1. 饱和苦味酸溶液　取纯苦味酸 15g,置于大烧杯中,加蒸馏水 1L,加热煮沸溶解后,冷至室温,盛于棕色瓶内保存,此液有结晶析出,应用上清液配制应用液。

2. 0.4mol/L 氢氧化钠溶液。

3. 0.05mol/L 硼砂溶液。

4. 4% 十二烷基硫酸钠溶液(SDS)。

5. 碱性苦味酸应用液　根据工作用量,取 0.4mol/L 氢氧化钠溶液一份,4% 十二烷基硫酸钠溶液两份,在 37℃ 水浴中取温的饱和苦味酸一份,临用前将上述试剂按比例配制并混匀。

6. 10mmol/L 肌酐标准贮存液　精确称取 113g 肌酐(Mw113.12)用 0.1mol/L 盐酸溶解,并移入 100ml 容量瓶内,再用 0.1mol/L 盐酸定容至刻度。

7. 100μmol/L 肌酐标准应用液　取 1ml 肌酐标准贮存液,用 0.1mol/L 盐酸定容至 100ml。

8. 试管、试管架、记号笔、移液管。

9. 722 分光光度计。

（三）实验步骤

1. 取试管三支，标号，按表 7 操作。

表 7　实验操作步骤

加入物（μl）	空白管	标准管	测定管
蒸馏水	300	—	—
样本（血清）	—	—	300
肌酐标准应用液	—	300	—
碱性苦味酸应用液	3000	3000	3000

2. 以上试剂混匀，置 37℃ 水溶 20min，冷却后用 722 分光光度计，波长 510nm，以空白管调零，分别读取标准管和测定管的吸光度 A 值。

3. 实验结果计算：

肌酐（μmol/L）=（A 测定管/A 标准管）×标准管浓度（100μmol/L）

（四）注意事项

1. 此方法操作简单，仪器设备简单，其主要缺点是特异性差，维生素 C、丙酮酸、丙酮、乙酰醋酸、葡萄糖、蛋白质等其他物质都可与苦味酸发生非特异性反应，反应速度稍慢。

2. 本实验采用硼砂、十二烷基硫酸钠可消除维生素 C、丙酮酸、蛋白质、糖等部分干扰。

3. 该方法的线性范围是：1320μmol/L。

（五）内生肌酐清除率（CCr）的测定和计算：

1. 受检者禁食肉类 3 天，不饮咖啡和茶，停用利尿剂，试验前避免剧烈运动。

2. 准确收集 24 小时尿，测量尿量，同时抽静脉血 2ml。

3. 分别测定血清、尿中肌酐的含量。

4. 计算 CCr：

$$CCr（L/24 \text{小时}）= \frac{\text{尿肌酐（μmol/L）}}{\text{血肌酐（μmol/L）}} \times 24 \text{小时尿量（L）}$$

$$\text{校正后 } CCr = CCr（ml/min）\times \frac{1.73}{\text{体表面积}}$$

（六）参考值

1. 血肌酐　男性 44～133μmol/L,女性 70～106μmol/L。
2. CCr　男性 105ml/min±20ml/min,女性 95ml/min±20ml/min。

三、思　考　题

1. 终点法测定血肌酐有哪些优点和缺点?
2. 内生肌酐清除率如何计算?
3. CCr 的参考值是多少?
4. 患者在做 CCr 前应注意什么?

（张朝霞）

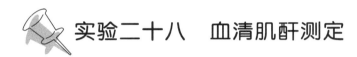

实验二十八　血清肌酐测定

一、目 的 要 求

1. 掌握苦味酸速率法测定血清肌酐的原理和优点。
2. 比较终点法和速率法的区别。
3. 学会自动生化分析仪测定血清肌酐的方法。

二、实 验 内 容

（一）原理

肌酐的化学速率法测定又叫两点法测定,是根据肌酐与碱性苦味酸反应,生成黄红色的苦味酸肌酐复合物的速度与假肌酐不同,而设置适宜的检测时间。一些假肌酐如乙酰醋酸在 20 秒内已与碱性苦味酸反应,而大多数假肌酐在 80 秒后才与碱性苦味酸有较快的反应,故而选择 20～60 秒的反应速度,来测定真肌酐的含量,以达到排除干扰物质对肌酐测定的影响。

（二）实验试剂及主要器材

1. 0.04mol/L 苦味酸溶液　苦味酸(Mw229.104)9.3g,溶于 500ml 80℃去离

子水中,冷却至室温,加去离子水至 1L,用 0.1mol/L 氢氧化钠溶液滴定,以酚酞作指示剂,根据滴定结果,用去离子水定容至 0.04mmol/L。0.04mol/L 氢氧化钠相当于 0.04mol/L 苦味酸 1ml。

2. 0.32mol/L 氢氧化钠溶液　称取氢氧化钠(AR)12.8g,加蒸馏水使其溶解,冷却后用蒸馏水稀释至 1L。经标定合格后,贮存于密闭聚乙烯瓶中备用。

3. 碱性苦味酸应用溶液　根据工作用量,将 0.04mol/L 苦味酸和 0.32mol/L 氢氧化钠溶液等体积混合,可加适量的表面活性剂(如 Triton-X-100),放置 20 分钟以后即可应用。

4. 100μmol/L 肌酐标准应用液,参照苦味酸终点法配制肌酐标准贮存液及肌酐标准应用液。

5. 试管、试管架、记号笔、移液管。

6. 半自动生化分析仪。

(三) 实验步骤

1. 取试管两支,标号,按表 8 操作。

表 8　实验操作步骤

加入物(μl)	标准管	测定管
蒸馏水	—	—
样本(血清)	—	100
肌酐标准应用液	100	—
碱性苦味酸应用液	1000	1000

2. 选择自动生化分析仪波长为 510nm,比色杯光径为 1.0cm,反应温度 37℃,样品体积 100μl 试剂体积 1000μl。在试剂与样品(或标准液)混合后准确反应 20 秒,读取吸光度 A_{20} 标和 A_{20} 测,待反应准确进行至 60 秒,读取吸光度 A_{60} 标和 A_{60} 测。

3. 实验结果　利用在不同时间测得的吸光度值,按下式计算。

$$肌酐(μmol/L) = (A_{60} 测 - A_{20} 测)/(A_{60} 标 - A_{20} 标) \times 100μmol/L$$

(四) 注意事项

1. 在自动分析仪内进行肌酐测定时,由于一些非肌酐色原产生的颜色比肌酐快或慢,利用自动分析仪在一定间隔时间(一般在 20 ~ 60 秒之间)读取吸光度,可避免部分假肌酐的干扰。

2. 动力学法的主要优点是标本用量小,分析迅速,但不能纠正具有肌酐反应速度的假肌酐引起的误差。

3. 速率法线性范围可达 1768μmol/L。血清样本值过高可用盐水稀释,尿液标本用蒸馏水做 30～50 倍稀释。测定结果乘以稀释倍数。

4. 温度对呈色反应速度影响较大,标准管与测定管的温度必须保持一致。

三、思　考　题

1. 简述速率法检测肌酐的优、缺点。
2. 影响血肌酐及 CCr 的肾前因素有哪些?
3. 苦味酸法检测肌酐的原理是什么?
4. 按血肌酐浓度和 CCr 检测结果,肾功能不全是如何分期的?

（张朝霞）

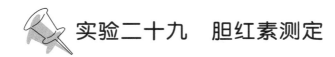

实验二十九　胆红素测定

一、目 的 要 求

1. 掌握血清胆红素测定(改良 J-G 法)测定原理和方法。
2. 掌握实验操作步骤和注意事项。

二、实 验 内 容

(一) 原理

血清中结合胆红素可直接与重氮试剂反应,产生偶氮胆红素;在同样条件下,游离胆红素须有加速剂使胆红素氢键破坏后与重氮试剂反应。咖啡因、苯甲酸钠为加速剂,醋酸钠维持 pH 同时兼有加速作用。维生素 C(或叠氮钠)破坏剩余重氮试剂,中止结合胆红素测定管的偶氮反应。加入碱性酒石酸钠使最大吸光度由 530nm 转移到 598nm,非胆红素的黄色色素及其他红色与棕色色素产生的吸光度降至可忽略而不计,使灵敏度和特异性增加。最后形成的绿色是由蓝色的碱性偶氮胆红素和咖啡因与对氨基苯磺酸之间形成的黄色色素混合而成。

（二）实验试剂及主要器材

1. 咖啡因试剂 无水醋酸钠 82g，苯甲酸钠 75g，乙二胺四醋酸二钠（EDTA2-Na）1.0g 溶于约 500ml 的蒸馏水中，再加入咖啡因 50g，搅拌至完全溶解，然后加蒸馏水稀释至 1000ml，过滤后置棕色试剂瓶中，室温保存可稳定 6 个月。

2. 碱性酒石酸钠溶液 氢氧化钠 75g，酒石酸钠（$Na_2C_4H_4O_6 \cdot 2H_2O$）263g，加蒸馏水溶解并稀释至 1000ml，混匀，置塑料瓶中，室温保存可稳定 6 个月。

3. 0.725mol/L 亚硝酸钠溶液 亚硝酸钠 5.0g，加蒸馏水溶解并稀释至 100ml，置棕色瓶中，塞紧，4℃保存。若发现溶液呈淡黄色时，应丢弃重配。

4. 28.9mmol/L 对氨基苯磺酸溶液 对氨基苯磺酸 5g，加蒸馏水 800ml，加浓盐酸 15ml，待完全溶解后，加蒸馏水至 1000ml。

5. 重氮试剂 临用前，取亚硝酸钠应用液 0.5ml 加对氨基苯磺酸溶液 20ml 混合。

6. 5g/L 叠氮钠溶液 称取叠氮钠 0.5g，用蒸馏水溶解并稀释至 100ml。

7. 胆红素标准液

（1）目前一般用游离（非结合）胆红素配制标准液，因此配制标准液的稀释剂需含白蛋白。用人血清白蛋白太昂贵，可用牛血清白蛋白（40g/L）或人血清作替代物。后者方法如下：收集无溶血、无黄疸、无脂浊的新鲜血清混合，必要时可用滤菌器过滤。取过滤后的血清 1ml，加入 24ml 新鲜生理盐水混合。在 414nm 波长，1cm 光径，以生理盐水调零点，其吸光度应小于 0.1；在 460nm 的吸光度应小于 0.04。

（2）配制标准的胆红素需符合下列标准：纯胆红素的氯仿溶液，在 25℃条件下，光径 1.000±0.001cm，波长 453nm，摩尔吸光系数应在 60 700±1600 范围内；改良 J-G 法偶氮胆红素的摩尔吸光系数应在 74 380±866。

（3）胆红素贮存标准液，171μmol/L（10mg/dl）：准确称取符合标准的胆红素 10mg，加入 1ml 二甲亚砜，用玻璃棒搅拌，使成混悬液。加入 0.05mol/L 碳酸钠溶液 2ml，使胆红素完全溶解后，移入 100ml 容量瓶中，用稀释血清洗涤数次并入容量瓶中，缓慢加入 0.1mol/L 盐酸 2ml，边加边摇（勿用力摇动，以免产生气泡）。最后以稀释用血清补足至 100ml。配制过程中应尽量避光，贮存容器用黑纸包裹，置 4℃冰箱 3 天内有效，但要求配后尽快作标准曲线。

8. 试管、试管架、记号笔、移液器。

9. 722 分光光度计。

（三）实验步骤

取试管三支，标记，按表 9 操作。

表9　实验步骤

加入物(ml)	T BiL 管	B DiL 管	对照管
血清	0.2	0.2	0.2
咖啡因试剂-苯甲酸纳试剂	1.6	—	1.6
对氨基苯磺酸溶液	—	—	0.4
重氮试剂	0.4	0.4	—
每加一种试剂后混合,然后 T BiL 管置室温 10min,B DiL 管置 37℃1min			
叠氮钠溶液	—	0.05	—
咖啡因-苯甲酸纳试剂	—	1.55	—
碱性酒石酸溶液	1.2	1.2	1.2

充分混匀后,波长 600nm,对照管调零,读取各管吸光度;或用水调零,读取测定管及对照管吸光度,用测定管吸光管与对照管吸光度之差值,在标准曲线上查出相应的胆红素浓度。

标准曲线的制作。

稀释胆红素贮存液。

不同浓度胆红素标准液的制备(表 10)。

表 10　不同浓度胆红素标准液的制备

加入物	管 号				
	1	2	3	4	5
胆红素贮存标准液(171μmol/L)	0.4	0.8	1.2	1.6	2.0
同一稀释用血清	1.6	1.2	0.8	0.4	
相当一胆红素浓度(μmol/L)	34.2	68.4	103	137	171

将以上各管充分混匀。按血清总胆红素测定法操作。每一浓度做 3 个平行管。每一浓度分别作标准对照管,用各自的标准对照管调零,读取各标准管的吸光度。每管还应减去稀释用血清的总胆红素的吸光度,然后与相应的胆红素浓度绘制标准曲线。

(四) 注意事项

1. 本法测定血清总胆红素,在 10~37℃条件下不受温度变化的影响。呈色在 2 小时内非常稳定。

2. 本法灵敏度高且可避免其他有色物质的干扰。现在有些商品试剂盒称咖啡因法或称 J-G 法,但无碱性酒石酸,其灵敏度及特异性不如上述方法。

3. 轻度溶血对本法无影响,但严重溶血时可使测定结果偏低。其原因是血红蛋白与重氮试剂反应形成的产物可破坏偶氮胆红素,还可被亚硝酸氧化为高铁血红蛋白而干扰吸光度测定。

4. 叠氮钠能破坏重氮试剂,终止偶氮反应。凡用叠氮钠作防腐剂的质控血清,可引起偶氮反应不完全,甚至不呈色。

5. 胆红素对光敏感,标准及标本均应尽量避光。

6. 脂血对测定有干扰,应尽量取空腹血。

7. 标本对照管的吸光度一般很接近,若遇标本量很少时可不作标本对照管,参照其他标本对照管的吸光度。

8. 胆红素大于100mg/L的标本可减少标本用量,或用生理盐水稀释血清后重做。

三、思 考 题

1. 试剂空白和样品空白有什么区别?

2. 总胆红素与直接胆红素测定临床意义。

3. 间接胆红素如何测定?

4. 影响胆红素测定结果的因素有什么?

5. 血中的直接胆红素增加,则尿胆红素一定阳性吗?为什么?

(李 巍)

实验三十 谷丙转氨酶测定

一、目 的 要 求

1. 了解谷丙转氨酶测定原理。

2. 了解谷丙转氨酶测定方法及参考范围。

3. 掌握谷丙转氨酶的临床意义。

二、实 验 内 容

(一) 原理

$$L\text{-丙氨酸}+\alpha\text{-酮戊二酸}\longrightarrow \alpha\text{-丙酮酸}+L\text{-谷氨酸}$$

$$\alpha\text{-丙酮酸}+NADH \longrightarrow 乳酸+NAD^+$$

连续监测法测定 NADH 被氧化为 NAD^+ 可在 340nm 处连续监测到 NADH 的消

耗量,从而计算出 ALT 的活性浓度。

(二) 材料与试剂

1. 仪器 半自动生化分析仪、试管及吸管、移液器。

2. 试剂成分(表 11)

表 11 试剂成分

	成分	浓度	成分	浓度
R_1	NADH	0.2mmol/L	LDH	≥6kU / L
R_2	L-丙氨酸	500mmol/L	α-酮戊二酸	15mmol/L

(三) 操作步骤操作要点

1. 基本参数(表 12)

表 12 基本参数

主波长	340nm	标本	15μl	反应方法	速率法	延滞时间	90 秒
辅次波长	410nm	R_1	225μl	反应方向	向下	读数时间	120 秒
反应温度	37℃	R_2	75μl	计算因子	3376(340nm/410nm,1cm 光径)		
					4118(340nm/380nm,1cm 光径)		

2. 测定方法 单试剂操作(见表 13)。

工作液配置:临用时将 R_1 和 R_2 按 1 3 混合。

表 13 工作液的配置

加入物	空白管(B)	测定管(T)
工作液	300μl	300μl
蒸馏水	15μl	
标本		15μl

混合,置37℃孵育90 秒,在主波长 340nm/辅波长 410nm 下连续监测 1~3min 各管吸光度变化,计算 Δ

3. 结果计算

ALT 活性(U/L)= ($\Delta A_{测定}$ /min − $\Delta A_{空白}$ /min) ×3376(340nm/410nm,1cm 光径)

(四) 注意事项

1. 如果试剂变浑浊或试剂空白吸光度(340nm)小于 1.0,试剂已失效。

2. 如果标本中 ALT 活力>700U/L(30℃)或>450U/L(37℃),需用生理盐水稀释后测定,结果乘以稀释倍数。

3. NADH 在 340nm 的理论摩尔吸光系数 $6.22×10^3$，计算因子最好根据实测摩尔吸光系数计算。

4. 试剂中不含有磷酸吡哆醛。

5. 用底物启动的双试剂可有效消除内源性丙酮酸和 GLDH 的干扰。

三、思 考 题

1. ALT 的临床意义。

2. 检测 ALT 时对标本有何要求？

（李 巍）

操作考试

一、目的要求

1. 检测白细胞计数方法的应用和计算。
2. 检测白细胞分类的判断识别。
3. 检测血膜片的制备。

二、考试要求

1. 在考卷上写明姓名、班级、学号和标本编号。
2. 白细胞计数考核中写出四个大方格的白细胞数,列出计算公式并报告最终结果。
3. 在 5 台显微镜下各有一种类型白细胞,将看到的细胞类型写在试卷相应显微镜编号下。
4. 血膜片完成后交老师现场打分。

三、材料与试剂

WBC 稀释液、微量吸管、0.5ml 吸管、WBC 计数池、显微镜、玻片、推片。

四、注意事项

1. 不准带任何有关书籍进入考场。
2. 考试中不准讨论。
3. 穿戴白大衣。
4. 每组考试完毕后清场。

五、分组考试

分组进行,每组 50 分钟。

附录1:临床检验常用术语
中英文对照及缩写

血常规

英文缩写	英文全称	中文全称
WBC	white blood cell count	白细胞计数
GR%	granulocyte	中性粒细胞百分比
LY%	lymphocyte	淋巴细胞百分比
BAS%	Basophil	嗜碱粒细胞百分比
EOS%	eosinophil	嗜酸粒细胞百分比
AL%	allergy lymphocyte	变异淋巴细胞百分比
MO%	Monocyte	单核细胞百分比
RBC	red blood cell	红细胞计数
HGB	hemoglobin	血红蛋白
HCT	hematocrit	血细胞比容
MCV	mean corpusular volume	平均红细胞体积
MCH	mean corpusular hemoglobin	平均红细胞血红蛋白含量
MCHC	mean corpusular hemoglobin concerntration	平均红细胞血红蛋白浓度
RDW	red blood cell volume distribution width	红细胞分布宽度变异
PLT/BPC	platelet count/blood platelet count	血小板计数
MPV	mean platelet volume	平均血小板体积
PCT	plateletocrit	血小板比容
PDW	platelet distribution width	血小板分布宽度

尿粪常规

英文缩写	英文全称	中文全称
pH	acidity	酸碱度
NIT	nitrite	亚硝酸盐

英文缩写	英文全称	中文全称
GLU	glucose	尿糖
SG	specific gravity	比重
PRO	protein	尿蛋白
BLD	blood	潜血
BIL	bilirubin	尿胆红素
URO	urobilinogen	尿胆原
WBC	white blood cell	白细胞
addish 计数	addish count	艾迪计数
/HP	high power objective	每高倍视野
/LP	low power objective	每低倍视野
OB	occult blood test	粪潜血试验

体液常规

英文缩写	英文全称	中文全称
CSF	cerebrospinal	脑脊液
Pandy	Pandy's test	蛋白定性试验

生化检验

英文缩写	英文全称	中文全称
TB	total bilirubin	总胆红素
DB	direct bilirubin	直接胆红素
TP	total protein	总蛋白
ALB	albumin	白蛋白
GLOB	globulin	球蛋白
UREA	urea	尿素
CREA	creatinine	肌酐
UA	uric acid	尿酸
GLU	glucose	血糖
ALT	alanine amiotransferase	丙氨酸氨基转移酶
AST	aspartate aminotransferase	门冬氨酸氨基转移酶
GGT	γ-glutamyl transpeptadase	谷氨酰转肽酶
CK	creatine kinase	肌酸肌酶
CK-MB	creatine kinase-MB	肌酸肌酶同工酶
LDH	lactate dehydrogenase	乳酸脱氢酶
α-HBD	α-hydroxybutyric dehydrogenase	α-羟丁酸脱氢酶

英文缩写	英文全称	中文全称
AMY	serum amylase	血淀粉酶
TG	triglyceride	三酰甘油
CHOL	cholesterol	胆固醇
HDL-c	high-density lipoprotein cholesterol	高密度脂蛋白
LDL-c	low-density lipoprotein cholesterol	低密度脂蛋白
VLDL	very low-density lipoprotein	极低密度脂蛋白
Ca	serum calcium	钙
Mg	serum magnesium	镁
IP	inorganic phosphate	无机磷
ALP	alkaline phosphatase	碱性磷酸酶
TBA	total biliary acid	总胆汁酸
ASO	antistreptolysin	抗链球菌溶血素 O
α-AG	α-acid glycoprotein	α-酸性糖蛋白
CRP	C-reactive protein	C 反应蛋白
RF	rheumatoid factor	类风湿因子
MTP	mili-total protein	微量蛋白
IgG	immunoglobin G	免疫球蛋白 G
IgA	immunoglobin A	免疫球蛋白 A
IgM	immunoglobin M	免疫球蛋白 M
C3	complement C3	补体 C3
C4	complement C4	补体 C4
cTNT	troponin T	肌钙蛋白 T
MYOG	myoglobin	肌红蛋白

电解质

英文缩写	英文全称	中文全称
Na	sodium	钠
K	kalium	钾
Cl	chloride	氯
Ca	calcium	钙
Mg	magnesium	镁

乙肝标志物

英文缩写	英文全称	中文全称
HBV	hepatitis B virus	乙型肝炎病毒
HBsAg	hepatitis B surface antigen	乙肝表面抗原
HBsAb	antibody to hepatitis surface antigen	乙肝表面抗体
HBcAg	hepatitis B core antigen	乙肝核心抗原
HBcAb	antibody to hepatitis B core antigen	乙肝核心抗体
HBeAg	hepatitis B e-antigen	乙肝 e 抗原
HBeAb	antibody to hepatitis B e-antigen	乙肝 e 抗体
ELISA	enzymelinked immunosorbentassy	酶联免疫吸附试验
HAV	hepatitis A virus	甲肝病毒
HCV	hepatitis C virus	丙肝病毒

输血免疫全套

英文缩写	英文全称	中文全称
HBV	hepatitis B virus	乙型肝炎病毒
HCV	hepatitis C virus	丙型肝炎病毒
TP	treponema pallidum	梅毒螺旋体
HIV	human immunodeficiency virus	人类免疫缺陷病毒

附录 2：常见干扰临床检验结果的药物

一、抗生素及抗菌药物

这类药物在临床上应用较普遍,对临床检验的干扰报道较多。如青霉素类和磺胺类药物能使血液中的尿酸浓度增高,检查科常误报"痛风阳性";磺胺类、对氨基水杨酸和一些广谱抗生素因抑制肠内细菌繁殖,使尿胆素不能还原为尿胆原,检验时常出现浑浊或假阴性,无法得出正确的结果;青霉素类、头孢菌素类(头孢氨苄、头孢替安、头孢美唑、头孢克肟等)及磺胺类药物均可使还原法定性尿糖试验呈假阳性,其中头孢氨苄的干扰可持续至服药 6~8 小时,这种干扰选择氧化酶尿糖试纸测定可避免之。此外,大多数头孢菌素类药物还可干扰直接抗人球蛋白(Coombs)试验,出现假阳性结果。磺胺类药物可使尿液呈黄色,使尿胆原醛试验和重氮盐试验法结果不正确;服呋喃妥因时,可使尿白细胞检查产生阳性结果;使用新霉素、卡那霉素、对氨基水杨酸者,可导致胆固醇测定值偏低。

二、维生素类药物

大剂量维生素 C 静脉给药,可出现假性糖尿。因维生素 C 是一种还原剂,当大剂量应用时,在体内以还原型和脱氢型两种形式存在,可以从尿中排出,使还原法定性尿糖试验出现假阴性;由于维生素 C 可抑制过氧化酶,又可使酶法定性尿糖试验呈假阴性。当尿中含有高浓度的维生素 C(>0.5g/L)时因抑制偶氮反应,可使尿胆红素定性试纸法出现假阴性结果;使尿、粪潜血试验呈假阴性或使阳性减弱;维生素 C 还可使尿酸测定值偏高,检验结果呈"痛风阳性"。维生素 B_2 因与胆红素结合显色减弱,而使尿胆红素试验测定值偏低。维生素 A、维生素 D 可使胆固醇测定值上升。

三、镇痛消炎类药物

阿司匹林、氨基比林等因抑制胆红素氧化为蓝绿色物质,会使尿中胆红素值升高。阿司匹林能与 Fouche 试剂发生反应，使 Harrison 法定性检查尿中胆红素呈假阳性。安乃近亦可使尿胆红素试验呈假阳性。吗啡、哌替啶和吲哚美辛、布洛芬等药物可使胆总管的奥狄括约肌松弛，有利于胆汁排泄，导致检验中淀粉酶和脂肪酶含量明显升高，一般在用药后 4 小时内影响最大，24 小时后消失。吗啡、水杨酸类药物可使测定尿糖的试纸还原，得出假阳性结果。非那西丁可引起碱性磷酸酶、谷氨酸转肽酶活力上升。

四、激素类药物

肾上腺素可使钙、磷的排出量增加，吸收减少，故血钙、血磷偏低，同时可使血糖值明显升高，临床常误报糖尿病。盐皮质激素易致水、钠潴留和低钾血症。雌激素类药物因影响人体中血脂的正常含量，使葡萄糖耐量试验值减低，并可引起血小板和红细胞的数量减少。另外，雌激素、口服避孕药可引起亮氨酶、氨肽酶试验值升高；口服避孕药、睾酮可使胆固醇测定值上升。

五、抗肿瘤药物

这类药物绝大多数为细胞毒物，对人体造血系统有抑制和损害作用，可导致血液中红细胞、白细胞、血小板和血红蛋白数量减少，也有少数药物可使白细胞异常升高和肝功能改变，有的使血脂升高。其中甲氨蝶呤抑制骨髓和损害肾功能；巯嘌呤损害肝功能出现黄疸；阿糖胞苷使谷丙转氨酶及谷草转氨酶异常升高。

六、利 尿 药

如氢氯噻嗪、呋塞米、三氯噻嗪和依他尿酸等，其典型的临床反应为使用后出现低血钾、低血容量和低血氯，长期应用可见高氮质血症和尿酸血症。

七、静脉输液和血浆代用品

如长时间静脉输液，可使血标本稀释，使某些项目测定值偏低，输注高浓度含钾、钠的药物使钾、钠检验结果失真。常用 5% 葡萄糖注射液可降低血液黏度，而 10% 葡萄糖注射液则不改变血液黏度，两种液体均可使红细胞沉降率下降。30% 葡萄糖液可增加血液黏度，30% 果糖溶液不但增加血液黏度，并可改变红细胞形态,当体内血糖浓度过高,可干扰肌酐、肌酸的实验室检查,使结果出现假阴性。葡萄糖亦可干扰 17-类固醇的测定,使测试数值降低。15% 甘露醇溶液可提高血液黏度,并伴有细胞形态变化。输注血浆代用品右旋糖酐 40,可干扰血糖、血清总蛋白的测定,因液体中右旋糖酐能与试剂中的铜和酒石酸锑钾在碱性溶液中形成不溶性复合物,产生浊度。用改良后的试剂测定可防止这一现象。另有报道右旋糖酐 40 还可引起红细胞沉降率加快和血型鉴定错误,因此输注右旋糖酐 40 者,用生理盐水冲洗患者红细胞后再行交叉配血。

八、碘 造 影 剂

这类药物对临床检验干扰的时间可长达几天、几个月甚至几年。如使用碘化油做 X 线造影后,因碘的半衰期特别长,其在体内的残留量对甲状腺功能检查产生假阳性的时间可达数年。常用的水溶性碘造影剂泛影酸胺、胆影葡胺的这种干扰可达数周,碘番酸可达数月。同时这类造影剂还可使肾脏排泄尿酸能力增加,导致血尿酸值下降,干扰尿蛋白试纸法测定而使结果呈假阳性。

九、抗 癫 痫 药

应用苯妥英钠可使蛋白结合碘降低,干扰甲状腺功能的测定,而且因抑制叶酸的吸收,常可导致临床出现巨幼细胞性贫血。又因轻度骨髓抑制作用,使血细胞尤其是白细胞和血小板减少,长期应用还可损害肝功能。

十、抗精神病药

奋乃静可致尿蛋白试纸法呈假阳性,吩噻嗪类药物不仅使尿胆红素试验呈假阳性,而且还可干扰胆固醇的测定,使测定值升高。碳酸锂、氯氮䓬均可干扰甲状腺功能的测定,碳酸锂可使蛋白结合碘降低,使碘吸收值升高,氯氮䓬可降低 T3 及碘的吸收值。

十一、抗糖尿病药

抗糖尿病药物如甲苯磺丁脲,氯磺丙脲可损害肝功能,使谷丙转氨酶及谷草转氨酶升高,出现黄疸、血细胞减少等。

十二、使标本着色的药物

　　这类药物主要使尿液染色,从而干扰比色测定和荧光分析。如服利福平后尿液呈橙红色;服维生素 B_2、复合维生素 B、小檗碱、呋喃唑酮等使尿液呈黄色或黄绿色;服氨苯蝶啶后使尿液呈蓝绿色,并有蓝色荧光。儿童用亚胺培南-西拉司丁钠复合剂时常可出现红色尿,并非血尿。另外,服驱蛲虫药恩波吡维铵可将粪便染成红色,服硫酸亚铁、葡萄糖酸铁后可排柏油样粪便,易与粪潜血混淆。服用铋剂如胶体果胶铋、胃得乐、复方铝酸铋片、枸橼酸铋钾等药物后,粪便呈柏油样也属正常。

附录3:临床检验常用项目

SI 制和传统单位换算系数简表

编号	检验项目名称	英文缩写	传统单位	换算系数	SI 制单位
1	红细胞计数	RBC	万/mm³	0.01	×10¹²/L
2	白细胞计数	WBC	/mm³	0.001	×10⁹/L
3	血红蛋白	HGB	g/dl	10	g/L
4	血小板计数	PLT	/mm³	0.001	×10⁹/L
5	白细胞分类	DC	%	0.01	1
6	骨髓细胞分类	BM-DC	%	0.01	1
7	嗜酸粒细胞直接计数	EOS	/mm³	0.001	×10⁹/L
8	血细胞比容	HCT	%	0.01	1
9	网织红细胞计数	RET	%	0.01	1
10	脑脊液细胞计数	CST	个/mm³	1	×10⁶/L
11	浆膜腔液细胞计数		个/mm³	1	×10⁶/L
12	精液精子计数		亿/ml	100	×10⁹/L
13	血清总蛋白	TB	g/dl	10	g/L
14	血清白蛋白	ALB	g/dl	10	g/L
15	血清球蛋白	GLB	g/dl	10	g/L
16	脑脊液蛋白		mg/dl	0.01	g/L
17	蛋白质电冰		%	0.01	1
18	葡萄糖	GLU	mg/dl	0.05551	mmol/L
19	血清钾	K^+	mEq/L	1	mmol/L
20	血清钾	K^+	mg/dl	0.02558	mmol/L
21	血清钠	Na^+	mEq/L	1	mmol/L
22	血清钠	Na^+	mg/dl	0.435	mmol/L
23	血清氯化物	Cl^-	mEq/L	1	mmol/L
24	血清氯化物	Cl^-	mg/dl	0.2321	mmol/L
25	血表钙	Ca^{++}	mEq/L	0.5	mmol/L

续表

编号	检验项目名称	英文缩写	传统单位	换算系数	SI 制单位
26	血清钙	Ca^{++}	mg/dl	0.2495	mmol/L
27	血清无机磷	P	mg/dl	0.3229	mmol/L
28	铁	Fe^{++}	μg/dl	0.1791	μmol/L
29	铜	Cu^{++}	μg/dl	0.1574	μmol/L
30	镁	Mg^{++}	μg/dl	0.4114	μmol/L
31	锌	Zn^{++}	μg/dl	0.1530	μmol/L
32	铅	Pb	μg/dl	0.04826	μmol/L
33	尿素氮	BUN	mg/dl	0.3570	mmol/L
34	尿素	U	mg/dl	0.1665	mmol/L
35	尿酸	UA	mg/dl	59.48	μmol/L
36	肌酐	Cr	mg/dl	88.402	μmol/L
37	肌酸		mg/dl	76.26	μmol/L
38	二氧化碳结合力	CO2CP	VOL%	0.4492	二mol/L
39	丙酮		mg/dl	172.0	μmol/L
40	纤维蛋白质	FIB	g/dl	10	g/L
41	总胆红素	TBIL	mg/dl	17.10	μmol/L
42	直接胆红素	DBIL	mg/dl	17.10	μmol/L
43	胆固醇	CHOL	mg/dl	0.02586	mmol/L
44	三酰甘油	TRLG	mg/dl	0.01129	mmol/L
45	β-脂蛋白		mg/dl	0.01	g/L
46	脂蛋白电泳		%	0.01	1
47	谷丙转氨酶	ALT	U/L	16.67	nmol/s
48	谷草转氨酶	AST	U/L	16.67	nmol/s
49	碱性磷酸酶	ALP	U/L	0.1667	μmol/s
50	酸性磷酸酶	ACP	U/L	16.67	nmol/s
51	乳酸脱氢酶	LD	U/L	0.01667	μmol/s
52	淀粉酶	AMY	U/L	0.1667	μmol/(s·L)
53	免疫球蛋白(IgA,G,M)	Ig	mg/dl	0.01	g/L
54	免疫球蛋白(IgD,E)	Ig	mg/dl	10	mg/L
55	血清补体(C3,C4)	C_3,C_4	mg/dl	0.01	g/L
56	甲胎球蛋白	AFP	ng/ml	0.05848	nmol/L

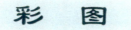

彩 图

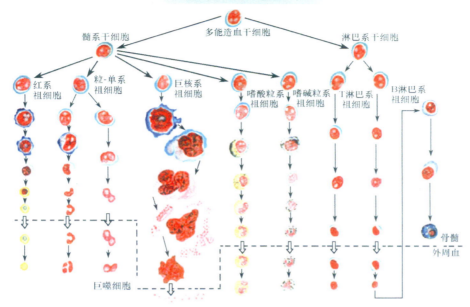

彩图1　血细胞发生过程示意图

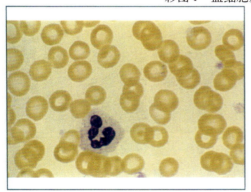

彩图2　中性粒细胞

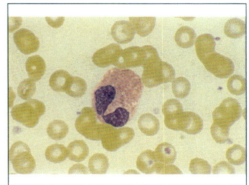

彩图3　嗜酸粒细胞

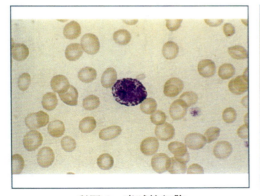

彩图4　嗜碱粒细胞

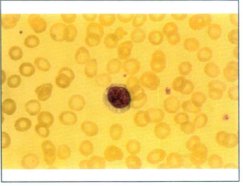

彩图5　淋巴细胞

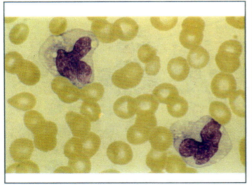

彩图 6　单核细胞

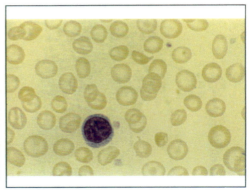

彩图 7　小细胞低色素性贫血

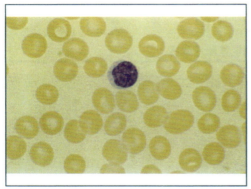

彩图 8　大细胞性贫血

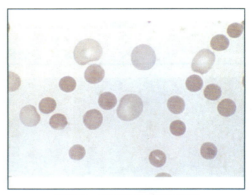

彩图 9　球形红细胞增多症

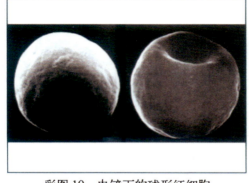

彩图 10　电镜下的球形红细胞

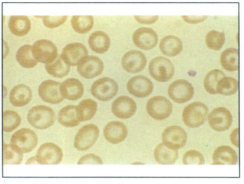

彩图 11　靶形红细胞

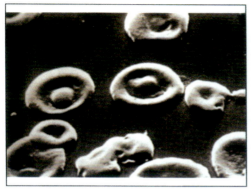

彩图 12　电镜下的靶形红细胞

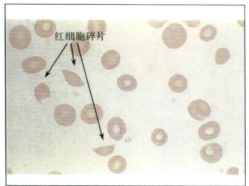

彩图 13　红细胞碎片

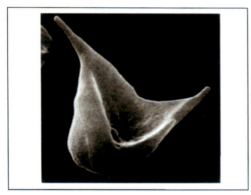

彩图 14　电镜下红细胞碎片

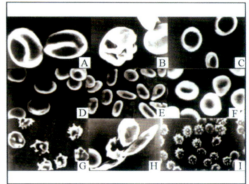

彩图 15　红细胞扫描电镜图

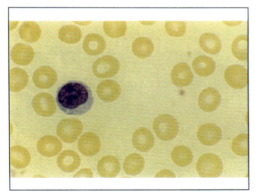

彩图 16　正细胞正色素性贫血

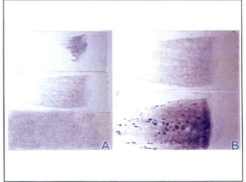

彩图 17　骨髓涂片

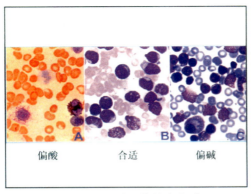

彩图 18　骨髓涂片染色检查

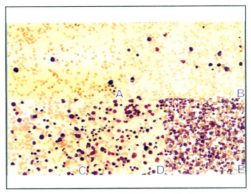

彩图 19　骨髓增生度检查

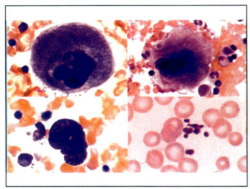

彩图 20　巨核细胞计数:7~35 个 / 张涂片

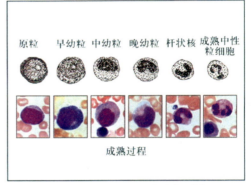

彩图 21　骨髓粒细胞成熟过程

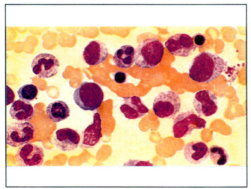

彩图 22　各阶段中性粒细胞

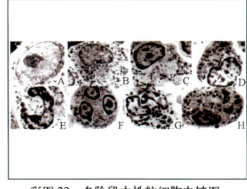

彩图 23　各阶段中性粒细胞电镜图

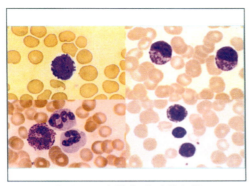

彩图 24　各阶段嗜碱粒细胞

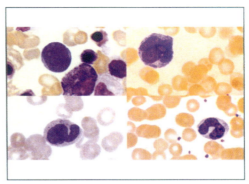

彩图 25　各阶段单核细胞

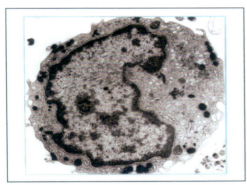

彩图 26　单核细胞电镜图

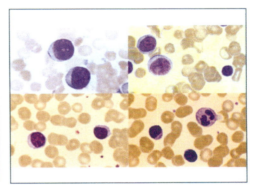

彩图 27　各阶段淋巴细胞

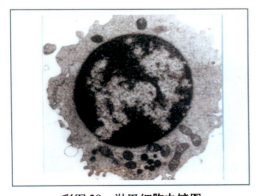

彩图 28　淋巴细胞电镜图

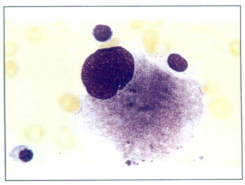

彩图 29　巨核细胞

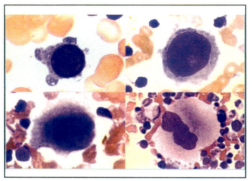

彩图 30　各阶段巨核细胞

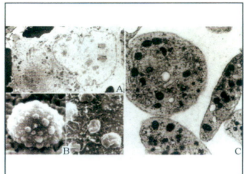

彩图 31　各阶段巨核细胞电镜图

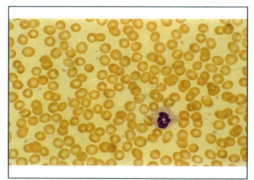

彩图 32　正常红细胞形态

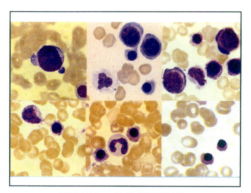

彩图 33　各阶段红细胞

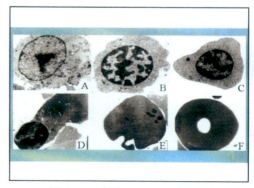

彩图 34　各阶段红细胞电镜图

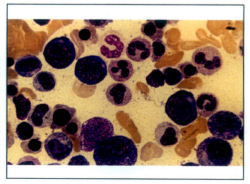

彩图 35　粒红比 (2~4∶1)

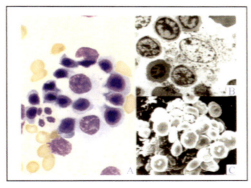

彩图 36　造血岛：幼红细胞与巨噬细胞

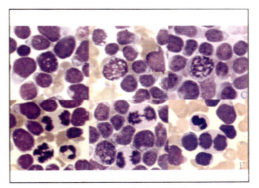

彩图 37　细胞核分裂象

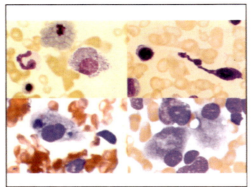

彩图 38　脂肪细胞、组织嗜碱细胞、巨噬
细胞、成骨细胞

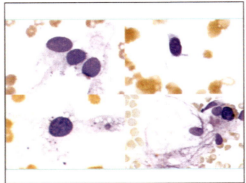

彩图 39　成纤维细胞、内皮细胞、巨噬细
胞、脂肪细胞

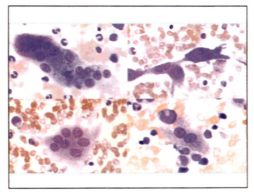

彩图 40　破骨细胞

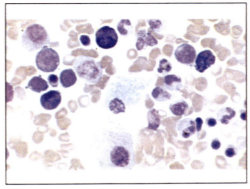

彩图 41　高雪细胞

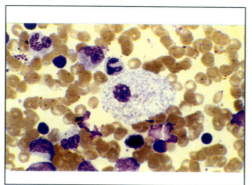

彩图 42　尼曼 - 匹克细胞

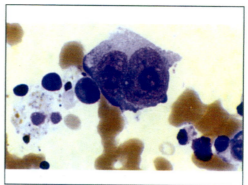

彩图 43　霍奇金病：镜影细胞

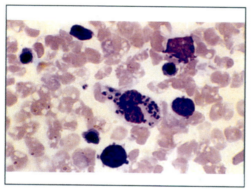

彩图 44　黑热病：利杜体、巨噬细胞

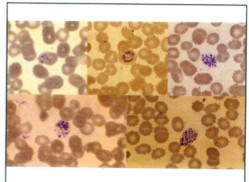

彩图 45　间日疟原虫

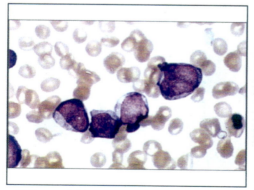

彩图 46　急性白血病骨髓中原始细胞增多

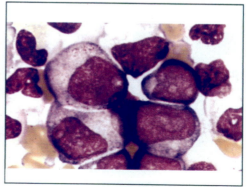

彩图 47　急性髓细胞型白血病

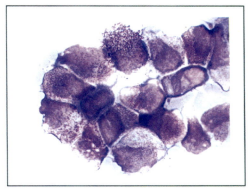

彩图 48　急性髓细胞型白血病

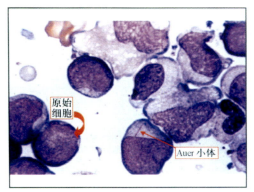

彩图 49　原始细胞 Auer 小体

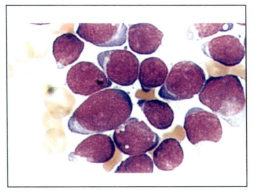

彩图 50　急性淋巴细胞型白血病

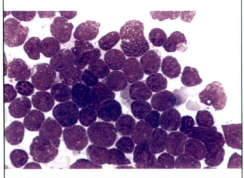

彩图 51　骨髓中淋巴细胞＋原始细胞占
90% 以上

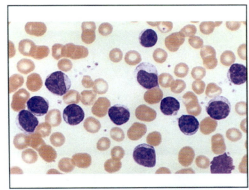

彩图 52　慢性淋巴细胞型白血病

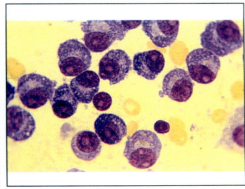

彩图 53　浆细胞白血病

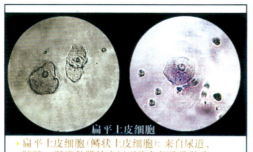

扁平上皮细胞

▶扁平上皮细胞(鳞状上皮细胞):来自尿道、膀胱、阴道黏膜的表层不染色细胞胞体扁而大、不规则,似鱼鳞样;胞质丰富,有一个小而圆的细胞核,细胞边缘有时有折叠

彩图 54　扁平上皮细胞

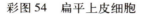

大圆上皮细胞

▶大圆上皮细胞(膀胱上皮细胞):来自膀胱的不染色细胞,呈圆形较扁平上皮细胞略小,有一个圆形细胞核。

彩图 55　大圆上皮细胞

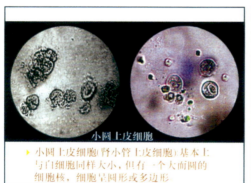

小圆上皮细胞

▶小圆上皮细胞(肾小管上皮细胞)基本上与白细胞同样大小,但有一个大而圆的细胞核,细胞呈圆形或多边形

彩图 56　小圆上皮细胞

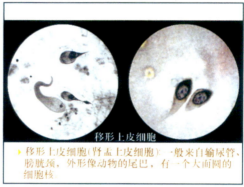

移行上皮细胞

▶移行上皮细胞(肾盂上皮细胞):一般来自输尿管、膀胱颈,外形像动物的尾巴,有一个大而圆的细胞核

彩图 57　移行上皮细胞

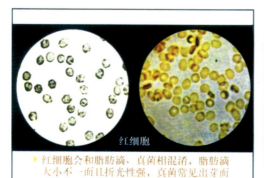

红细胞

▶红细胞会和脂肪滴、真菌相混淆,脂肪滴大小不一而且折光性强,真菌常见出芽而且大小可以不一致。

彩图 58　尿液中的红细胞

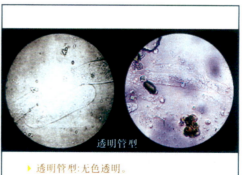

透明管型

▶透明管型:无色透明。

彩图 59　透明管型

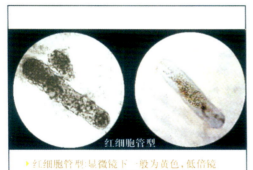

红细胞管型

▶ 红细胞管型:显微镜下一般为黄色,低倍镜下容易观察,管型基质中可以看到红细胞

彩图60 红细胞管型

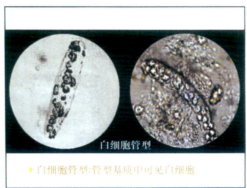

白细胞管型

▶ 白细胞管型:管型基质中可见白细胞

彩图61 白细胞管型

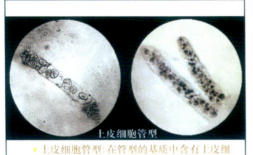

上皮细胞管型

▶ 上皮细胞管型:在管型的基质中含有上皮细胞,在管型中常常表现为两排细胞,类似于白细胞管型或混合细胞管型

彩图62 上皮细胞管型

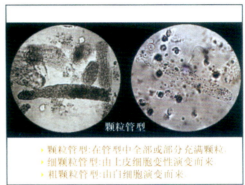

颗粒管型

▶ 颗粒管型:在管型中全部或部分充满颗粒
▶ 细颗粒管型:由上皮细胞变性演变而来
▶ 粗颗粒管型:由白细胞演变而来

彩图63 颗粒管型

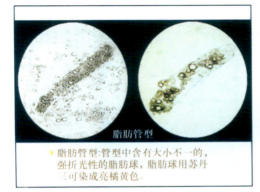

脂肪管型

▶ 脂肪管型:管型中含有大小不一的,强折光性的脂肪球,脂肪球用苏丹三可染成亮橘黄色

彩图64 脂肪管型

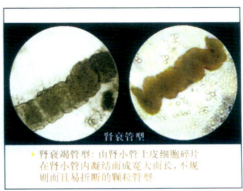

肾衰竭管型

▶ 肾衰竭管型:由肾小管上皮细胞碎片在肾小管内凝结而成宽大而面长,不规则而且易折断的颗粒管型

彩图65 肾衰竭管型

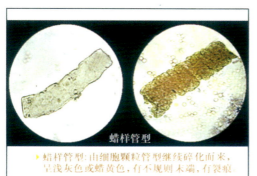

蜡样管型

▶ 蜡样管型:由细胞颗粒管型继续碎化而来,
呈浅灰色或蜡黄色,有不规则末端,有裂痕。

彩图 66 蜡样管型

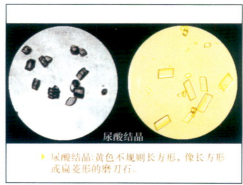

尿酸结晶

▶ 尿酸结晶:黄色不规则长方形,像长方形
或扁菱形的磨刀石。

彩图 67 尿酸结晶

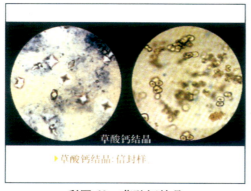

草酸钙结晶

▶ 草酸钙结晶:信封样

彩图 68 草酸钙结晶

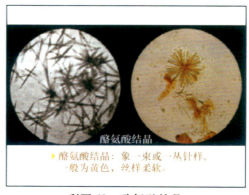

酪氨酸结晶

▶ 酪氨酸结晶:象一束或一丛针样,
一般为黄色,丝样柔软。

彩图 69 酪氨酸结晶

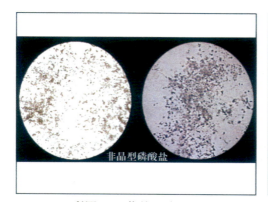

非晶型磷酸盐

彩图 70 非晶型磷酸盐

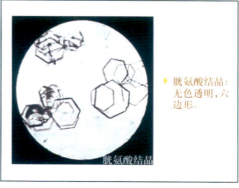

▶ 胱氨酸结晶:
无色透明,六
边形。

胱氨酸结晶

彩图 71 胱氨酸结晶

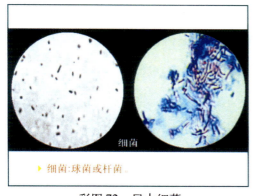

▶ 细菌:球菌或杆菌。

彩图72　尿中细菌

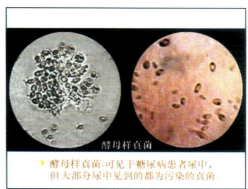

▶ 酵母样真菌:可见于糖尿病患者尿中,
但大部分尿中见到的都为污染的真菌。

彩图73　酵母样真菌

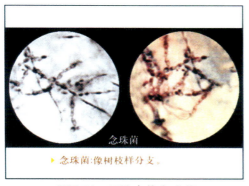

▶ 念珠菌:像树枝样分支。

彩图74　尿液中的念珠菌

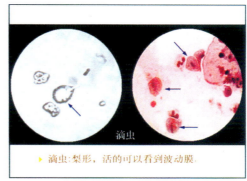

▶ 滴虫:梨形,活的可以看到波动膜。

彩图75　尿液中的滴虫

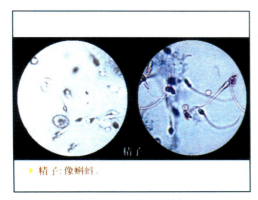

▶ 精子:像蝌蚪。

彩图76　尿液中的精子

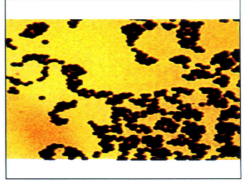

彩图77　金黄色葡萄球菌革兰染色

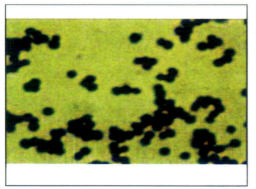

彩图78 金黄色葡萄球菌纯培养的镜下
形态(革兰染色)

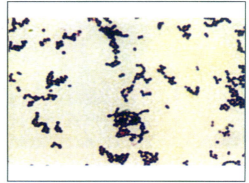

彩图79 链球菌革兰染色镜下形态

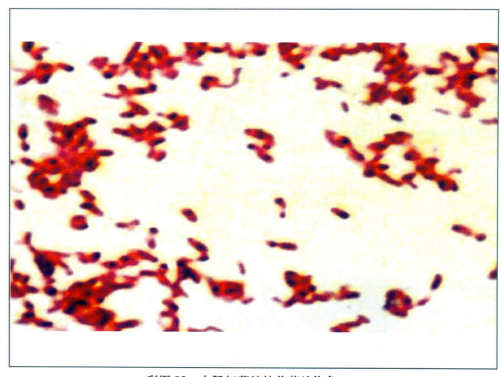

彩图80 大肠杆菌纯培养革兰染色

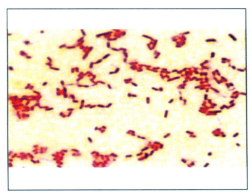

彩图 81　伤寒沙门菌纯培养的镜下形态

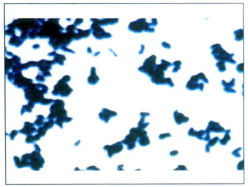

彩图 82　白喉棒状杆菌纯培养革兰染色

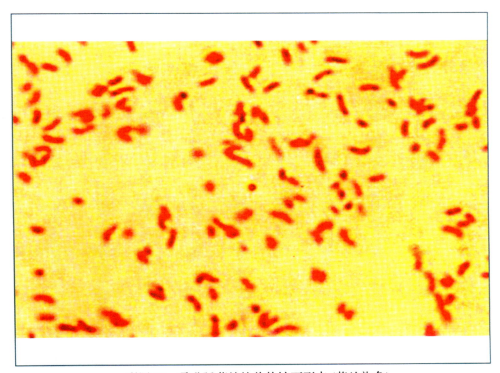

彩图 83　霍乱弧菌纯培养的镜下形态 (革兰染色)

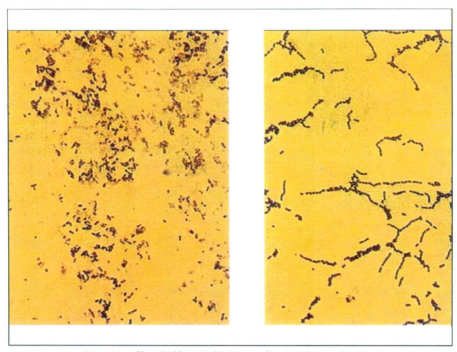

彩图84　革兰阳性双球菌(左)和革兰阳性链球菌(右)

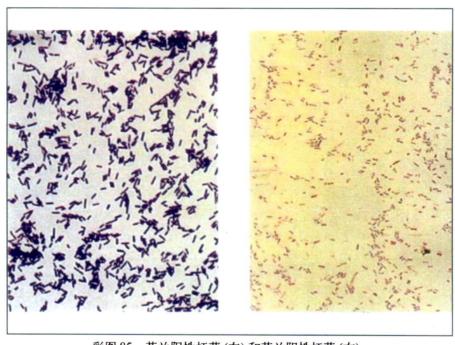

彩图85　革兰阳性杆菌(左)和革兰阴性杆菌(右)